U0068971

# 身體的復原工程

## 尋找自己與生俱來的自癒力

The Human Body Recovery Engineering

郭慶堂——著

原書名：不吃藥的方法

【推薦序】

# 一本懸壺濟世的書

侯勝茂

有正必有反，隨著科技文明的進展，人類雖然得以享受更高水準的生活方式，但相對的，由於地球飽受工業排放物質的污染、人為的破壞；病毒也在惡劣的生態環境下變種，且在抗生素的濫用激化下變得更強悍，種類也激增；再加上為了應付來自生活上的壓力，人們變得更緊張及忙碌。於是，最近醫院病床總是人滿為患，人體健康的資訊忽然間躍為全台灣傳播媒體中最熱門的話題，當然這原因部分也是拜「全民健保」之賜。

家父終生懸壺濟世，於嘉義市開設侯小兒科診所。依稀記得，當我年少時，常有家長於三更半夜帶著幼兒，眼眸中流露出憂慮焦急的神色按鈴求診，全家雖常為急促的電鈴聲所驚醒，但家父總是匆忙起床，面露慈祥和藹的笑容，細心、耐心的診斷，在家長全神信賴的目光下，不厭其煩的解釋其病情，並開列處方，不僅從不引以為苦，且甘之如飴。有時家慈心疼他太過勞累，會婉勸他縮減診療時間，而他的回答卻總是一個「不」字，常掛在他嘴邊上的口頭禪，永遠是那句——「救人一命，勝造七級浮屠。造善業、積陰德，可消災解厄，福祿子孫。」

我一直以父親為傲，待我成長後，克紹箕裘，鑽研醫學，經過台大醫院訓練及留學美國拿到醫學博士，升任教授並獲長官們的厚愛，出任掌理國立台大醫院副院長。

根據各方的反映及我本人的觀察，在新的醫療體系下，醫師與病人的關係似乎有逐漸轉變的趨勢，從和諧轉為對立，傳統上以權威的、單方向的問病診斷並且專斷的開列處方的方式已經遭到病患及親友的質疑並要求改進。病患常要求醫師能付出更多的心血去詳述、討論及分析病情以及提供保健妙方，甚至期待醫師能關懷備至的去安慰並鼓勵病人。只要醫師能多付出一分心力，和顏悅色的去對待病患，則可發現他的看護處一定齊聚病患，列隊恭候，指名看診的人多如過江之鯽。

問題是，永遠有看不完的病人需要診療，而醫師卻往往忙得分身乏術。尤其醫師常常忙於研究，個性上常屬於沉默寡言型，且拙於言辭及表情的傳達。所以醫師常會被視為冷漠高傲而含冤莫白。其實每位醫師都擁有一顆救人濟世的愛心，橫亙病人與醫師之間的只是溝通橋梁的欠缺而已。

我常期待著這種溝通橋梁早日被建立，可以替醫師分憂解勞。欣聞並拜讀郭慶堂先生所著的《不吃藥的方法》，作者以妙筆生花的筆觸，透過物理學來剖析疾病、醫學與生命，尤其提出了人體潛能發揮的方法，讀者閱讀後當會耳目一新，了解到人體自身其實是最好的健康源，內有為電腦所不及的優異免疫系統，醫師做的大都是屬於增強及修補的工作，恢復健康的能力還是有待於人體自身的運作，所以人平常就應依物性作好保健的工作，萬一病痛臨身，也要知所應對，迅速、冷靜的去處理、就醫，千萬不可諱疾忌醫，以免延誤病情。

經由高中同班同學，有「才子」之稱的郭慶堂先生的引薦，讓我很榮幸擁有這個機會，也很樂意為本書作序。希望透過此書系的傳播，每個人都能了解到生命的奧妙，彼此之間（當然也包括醫生與病人）都能互信互愛、包容互助、相敬如賓而非猜疑提告、同步諧調而非異步干擾、同心協力而非抗爭糾葛，每個人共同為創造美麗的「大台灣」而努力，一起為生命譜下美麗的樂章！

（侯勝茂　新光醫院院長）

【推薦序】

# 生命科學的探討

胡錦標

方孝孺先生在《指喻》內曾言：「雖病在指，其實一身病也，不速治，且能傷生。然始發之時，終日可癒；三日，越旬間可癒；今疾且成，已非三月不能療。」人身之疾如國政之失，皆發始於微末，若能防微杜漸，以治未然，或治病從淺中始，則身安國富，否則病禍不遠。

但由於健康檢查程序繁瑣，且檢查值往往因人而異存有灰色地帶，故偶有誤判之時，致常使人躊躇不前或拖至病重方才就醫，以致延誤病情，礦時費力，倘能發揮人體潛能，從中探索自我治療法，一定簡易且美妙，這是我深信不移的信念！

在中國，中醫與西醫並行不悖，而受過傳統醫學訓練的醫生約有一百萬，構成健保重要的一環，而且現在彼此在整合中。於是，在現代化的醫院，您可以發現以下的情景：病人在動腦腫瘤手術，卻靠針灸得以減少麻醉劑量，並保持清醒可與醫生對談；數千萬人清晨齊聚公園練氣功，因為他們相信，人體猶如小宇宙，是個能量處理中心，主要媒質為「氣」，藉由練功通氣及草藥針灸可影響其運作而達治病之功；另有實習醫師用電腦在練習診脈，更先進者用雷射（激光）照射於特殊穴位，並記錄各種生理變化與針刺和通電之結果相比較，學員也開始使用電腦的色度計來觀察舌頭相位變化作為診療的依據。

通常探測科學真相之始，都慣用「黑盒子」觀念。先找出可輸入訊號源之端口後，加以觀測可監測之輸出端口變化，來說明「黑盒子」內未知之情況，並能圓滿解釋其理論並加以舉證歸納，即使「黑盒子」理論不同，皆可視為真理。西醫常以口為輸入端加入藥劑，而輸出端則取自心壓、尿液、血液值；中醫多以穴位為輸入，而其輸出監測口則為面相、氣息、脈搏、神采等，且已實行多年，但是現在醫學界對中醫的爭議仍存有：人體能量中心如何運作以及氣功的內涵為何？

由於科學實驗顯示，人體氣（功）場會改變水分子等物質之結構，甚至影響遺傳物質DNA及RNA，故非只是單純的電磁波動而已，而且種種跡象顯示，現在已接近解開人體氣功場謎底的時候了。誠如錢學森所預言，二十一世紀是個氣功發揚的年代，它終將揭開人體的奧祕。

基本上我相當肯定及稱許郭君在此方面的探討成果及鍥而不捨的研究精神。因他為人體找到了一個新的疾病偵測方向（穴位痛感）及醫學研究端點（井穴），並欲藉由龐大的病患回函整理、分析，加以歸納佐證。如能因此確立一個健康迅速、省錢省力而又精確的自我健康檢查法，將可為國家省下大筆的健保資源。如果真能更進一步確立中國傳統的經絡學說，並研究以雷射光源代替針灸對所謂的井穴施以刺激，達到調節人體免疫機能及治病的功能，將有助於人體生命科學的探討！

期望未來，郭君仍能一本初衷，繼續以救人為志，進而與生命科學、醫界及氣功界的先哲同心協力探討生命的奧祕，以減少眾生之疾苦。

（胡錦標　前國科會副主委）

【推薦序】

# 妙哉！病痛離身

江勤

當慶堂先生初試身手，一展抱負，出版了《不藥自癒》之書後，我曾將該書於我開設的中醫診所內代賣。果不其然，病患搶購爭看，佳評如潮。且於讀後也期待早日出版新書，整合中醫，嘉惠人群。

沒想到僅隔數月，慶堂先生下筆為文、振筆如飛、披星戴月，轉眼間已完成另一本著作。

這是個知識爆發、科技飛躍的時代，中醫再也不能純靠經驗法則、前人智慧結晶來為病人祛病強身，因為病人或其家屬動輒尋根究底，奈何古書盡皆艱澀難懂，諱莫高深，雖多為治病妙方，獨缺服人學理。當病患探問之際，即使身為華佗得主的我，偶也會有江郎才盡啞口無言的困境；每當夜深人靜時，我常仰望蒼天，希望有人能整理先賢著作並融人科技學理，以解開生命之謎！

本書除了詳述經穴之奧祕外，更難能可貴的是提出了系統化的「井穴治病」。並將任督二脈的井穴：會陰穴與人中穴，一起納入其內，將傳統的針灸改為按摩、意守、熱敷、氣療、磁療等各形各色的能量療法，使人可以在不傷身的前提下，簡便也迅速地治好疾病。

作者的理想是：「使每個人都可以當他自己的醫生！」此外本書已對各種常見疾病詳述其病理、自我檢驗、防治法及病例介紹，並提出了所謂「七R養生論」，希望每個人能明白「預防絕對勝於治療」，並能治病於初發時節。

作者曾詢問我，如果因為此書系的出版而使得本診所的病患人數減少，我是否會改變初衷，不再實驗證實並推廣「能量療法」的理念？

我說：「古羅馬大帝亞歷山大臨終遺囑，將其棺木兩旁鑿空，以伸其左右手遊街，暗示其即使貴為皇帝，來也空空，去也空空。錢財只是身外之物，人生之旅只在演出美妙的生命樂章，為自己留下一些可資回憶的東西。我很榮幸有此機會能為蒼生獻出我微薄的心力，我只會為眾生諸多疾苦痛心，更期待蒼生能遠離疾苦，而非為賺錢以填滿私欲，如此方是醫生應有的胸襟。所以我也會同您一樣無怨無悔的去朝著此目標前進！」

（江勤　中醫華佗獎得主）

【推薦序】

# 人體潛能的發揮

謝崑山

自從《不藥自癒》一書出版後，從羅寶二兄那兒陸續得知一些佳音，其中包括被美國空中之聲ICRT、正聲電台、TVBS等節目推薦為「好書」，而且也因該書的出版而與《電子技術雜誌》結緣，每月為之撰寫專欄，我真為作者賀喜，畢竟皇天不負苦心人！

郭先生將人體視為一小宇宙，內含「物、身、心」三層面，為嘗試著透過認知，使每個人都能快樂、健康、美妙的終其一生而無怨無悔，故擬分別撰寫一系列書籍來探索此三領域。首本著作類屬「物」，此書涵蓋「身」領域，詳細整合人體各種器官組織的功能及疾病的起因、預兆、療法及實例介紹，將枯燥的醫學知識加以口語化及生動化地描述，把浩瀚的中西醫加以系統化整理及科學化解說。

尤其難能可貴的是，提出了一套「人體偵測調整及維修系統」的「井穴端點」學說，並欲經由讀者回函的整理研究，透過演繹、歸納法加以實證推廣之，以解眾生之苦。可預期的是，他所投注的心力非常的龐大，但他卻樂在其中，此種只求付出不畏辛苦所具之仁愛心懷及壯志足堪典範。

看過本書，你會拍案叫絕，其中所提的諸多理念也發人深省，甚至將可開啟「物理醫學」之門，相信這是讀者們最大的福氣，但願讀者不僅能詳閱本書後躬親力行並恩澤親友，但願眾生皆能向疾病說不，也祈願天下無病痛，人人健康快樂美妙地過一生！

（謝崑山　前監察委員）

【自序】

# 願眾生無疾苦

郭慶堂

凡是具有對稱性、次序性、對偶性排列的事物皆是美的，皆有其內涵的哲理在，這是我一直深信不移的定律。也基於「小孩子可溜滑梯」的美感，我一直以「人」為傲的同時，也一直奇怪人為什麼常會被那麼多的疾病所折磨，遂一直嘗試去探索人體潛能的奧祕，以解眾生之苦。隨著時空的演變，冥冥之中似乎有一隻看不見的手牽引著我前進。

於是，由散發於龍山寺「十指放血急救中風」的實例報導傳單，到古書「十井穴洩血以治中風」的記載，「井穴」位置的整理探索，對稱性及系統性的排列發覺，誘使我產生美感，再進而作經絡病例追蹤、實證，發表「人體疾病偵測維修端點」的黑盒理論（見電子技術雜誌），乃發現井穴療法是人體與生俱來的潛能，是一種既簡單又迅速且明確的測試方式，而且可調整人體的生理機能，發揮人體的免疫功能，進而防治疾病，修護病變。每想到這段經歷的曲折，除了使我能知命、惜命外，更增添了對天地的崇敬、感恩與歌頌！

傳統上，西醫常被歸屬「化學醫學」，由於化學反應常伴隨一串串的方程式作為解說依據，故疾病常被分科、分門別類探討。但是，人體細胞皆是電性血漿，電子上所具有的一些特性如迴路性、系統性、電磁性、對偶性……等，在闡釋人體病變時，絕非單純化學式所能解說，故如能佐以物理及電子學說，將可為醫學開創一片新的天地。

此外，人體是個小宇宙，是個美的極致蛻化，是個完整的自動控制系統，一定兼具感測、能量轉換、回饋等運作，所以人體的內臟特性也一定兼具對稱性、對偶性、平衡性，故只要將人體潛能加以探索並發揮，病痛何足懼哉？

醫學上常靠血液、尿液、心電圖的分析來研判疾病，而所謂的病態值與正常值間常存有相當大範圍的誤差值，此乃因每個人猶如不同的化學工廠，而這就往往導致常人被判定為「病患」時，往往已是病症末期或已病入膏肓。而醫生又往往採取對症下藥，當病人疾苦解除後，病人也就視之為痊癒，不再繼續對病因續作系統研究只採取「對症治療」。於是某些臟腑疾病遂化明為暗，轉為慢性，深藏入體內，而人體就猶如不正常的機器般操作著，怎能不會提早報廢？

而井穴療法卻可幫助我們簡單的及早發現疾病而無所謂的誤差值，因為其判斷乃源自於人體的免疫潛能。只要你每天花三分鐘去測試手指足趾基部旁邊穴位點，即可準確無比的測出你身體的健康狀態，明白偵知六臟六腑的疾病輕重，兼可調解內分泌而祛病強身。既簡單又迅速明確，百利而無一害，不會耗損無謂的金錢、時間，何樂而不為？

當然你必須給予人體能量（食物、空氣、水分等），給予細胞時間（睡眠以再生）等以維持人體運作的基本要件，故書中另提出「七R養生論」及諸多養生治病妙招及防老、防癌之專文介紹，只願讀者皆能健康長壽且快樂地演出生之戲碼！

你好奇嗎？那麼就請打開本書慢慢地、細細地去品味吧！當你看完本書後，也別忘了將附錄之讀者回函寄出，我將與全國十大傑出中醫師、「華佗獎」得主江勤醫師一起為你的健康貢獻一分心力！

末了，要感謝諸位先進以推薦序為鼓勵指導，使本書順利付梓，衷心藉此欄聊表滿心的謝忱！

# 目次

## 【第二篇】能量療法簡介

【第三篇】井穴治病

## 【第六篇】常見疼痛疾病



## 【第七篇】疾病與老化

**【後記】體驗之旅**　

附錄：紙上門診

# 第一篇

## 能量與生命

六臟六腑當然有其獨立而且息息相關的電氣迴路，故其在生病時，其線路上一定潛藏著此變異的「痛感信號」，當然，此信號要被傳遞，其最終產物也一定須為電氣信號，且在迴路上，也只有在電流的交會點、節點上可作電壓量測及波形觀測供人們參考。

# 巧妙的人體潛能

人體，是個美的極致。就拿骨骼來說，比任何機械手臂來得輕盈巧妙，卻可以承受二十公斤的重量，而各感官內部結構之纖細、精密、複雜，更是令人歎為觀止。人類，毫無疑問的，是最適合生存於地球上的生物，是「萬物之靈」，本身一定其有相當進化的「生存之道」。

由此可推知，人體一定擁有相當簡單的方式可以迅速、靈敏且精確的感測、調節和維修的系統以避免生理上的傷害。

從物理的觀點來看，任何物質都是由原子構成，內含電子，均具電性，例如人體的細胞就是一電性血漿，故探討人體的疾病應離不開電學，任何活動的電子元件一定有其特殊的周遭環境，即定值的電壓及電流。

不管何種先進的科技電子產品，其面板上，一定明顯且整齊排列著各種旋鈕、開關、按鍵，便於切換到不同的工作狀態或重新調整至新工作點，避免產品被破壞。例如，電視機故障前常會有畫面扭曲、聲音不對的情況，此時我們可以很容易從控制旋鈕的調整使其恢復正常；倘若我們不理會這些小毛病，內部的電子零件在不正常的運作下，會受到破壞，電視機的功用也就逐漸喪失了。

同理，當人體臟腑運作異常時，會感知痛苦，使臉孔扭曲、哭出聲來，所以，「痛苦」本身代表的物理意義，即「變異量」（與正常值相比較）被偵測、傳達出來。

六臟六腑當然有其獨立而且息息相關的電氣迴路，故當生病時，在其線路上一定潛藏著此變異的「痛感信號」，當然，此信號要被傳遞，其最終產物也一定須為電氣信號，且在迴路上，也只有在電流的交會點、節點上可作電壓量測及波形觀測供人們參考。

人體的穴位點就是人體氣流的交會節點，故所有的穴位點皆為其所匯集或流經之臟腑的各種工作狀態及良好與否的反應點，其內部一定潛藏著疾病的變異信號，壓按時，此種信號一定會沿著脊椎的神經纖維傳達，而被大腦偵測出有「痛感」，此種壓按時會出現「阿」叫聲反射痛感點的穴位，中醫上稱之為「阿是穴」。

古人透過經驗法則歸納，早已知道特殊穴位點之痛感代表的是何種病變，故中醫常常壓按前胸穴位作為判斷疾病的依據。如病患期門穴出現痛感，即代表肝臟箴有病變;可惜的是，人體穴位繁多，連個小耳朵都有一百多處穴位，使人不勝其煩，失去興趣。

而當你翻閱古書《醫宗全鑑》卷六十四所編輯的針灸要訣上，卻只選擇三十六處穴位作為針灸治病點。而此三十六穴位大多是經絡的始源點或終結點或轉折交會點，是能量的匯集之處，也是疾病反應點、偵測點，最妙的是，給此端點信號（針灸之），它也兼具了修護人體病變的能力，這就是針灸治病的道理。

如果將經絡學說詳加整理，你將發覺，在臟腑對應十二經絡，其始終點是對稱的，整齊地排列於手指足趾底部之兩旁凹陷的穴位點上。這合乎「最好的一定具有簡單、對稱、和諧的原則」。也就是說，每個人每天只要花費三、五分鐘玩玩「捏指頭」的遊戲，捏捏手指頭、捏捏腳趾頭，看那點出現痛感，查對一些反射經絡，就可知道那個臟腑出了毛病。哈，這可不就是最簡單而明確的身體健康檢查法！

還不止這些呢！此穴位點遠離臟腑，合乎針灸不過膝、肘的方針。如果你習慣於傳統針灸術，你可以針對此穴位點針灸來治病。由於你每天「捏指（趾）頭」作了全身健身檢查，必可及早發現病變，經由穴位點的激發，調節人體的機能而使免疫機能及早發揮功效，防治疾病！

如果你怕痛或怕留痕，不妨對痛點持續加以信號刺激，不管是針灸、燒艾、摩擦或現代的貼磁力絆以及本書所述的各種方法，都是給予穴位點「能量」，由於其是一偵測窗口，都會轉換為一電氣信號而使身體修護相關臟腑的病變，與針灸治病有異曲同工之妙。也就是說，捏指（趾）頭遊戲竟可以同時兼具檢查、治療疾病的功能。

現代人由於針灸會痛、燒艾（草）則會留痕，所以有所謂的長波療法、磁療法、貼絆（針灸絆、益力絆）法問世，皆是利用它們可和人體的生命能場 $\alpha$ 波共振，而達治病效果。現在已有人以雷射光照耳穴減肥、治病，在可預見的將來，雷射光照射手指足趾甲旁的井穴以達治病的功能將是可預期的，因為它沒有任何缺點，但目前最簡易而無副作用的治病法為：按摩、意守、熱敷、電吹或貼絆於井穴點。

且讓我們一起翻閱本書，探測人體的潛能，一起「向疾病說不」吧！如果你仍對自己的健康狀態有疑義，那麼請將本書最後一頁的紙上問卷寄回，我們將為你的健康貢獻一分心力！

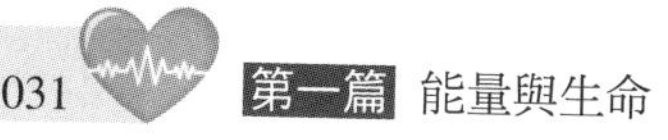

# 能量與生命體

能量是什麼?簡而言之,就是宇宙中的一種力量在空間行程的總和或累積量。

佛家在討論宇宙觀時,常用「時」、「方」「勢」、「速」四個名詞。「時」代表的是時間;「方」代表的是空間;「勢」代表的就是時空的狀態;「速」指的即是物質在時間進行的過程中在空間位移的變化。

依照近代科學觀,宇宙源起於大爆炸,而大爆炸的當時也就是時間的起點,沒有空間的變化就無所謂的時間觀,當然沒有變化的時間就沒有變化的空間,而「時勢」即某一時間的空間狀態。

也就是說,空間的位移對時間的變化率,我們稱之為速度,若此變化率為定值,稱為「等速」,當此速度又依時間的進行產生變化時,其變化率稱之為加速度，當甲物質以加速度在空間前進時，就產生了力，而若此力碰及乙物質，乙物質就會感受此作用力，相對地，乙物質亦會對甲物質產生反作用力。

要注意的一點觀念就是，等速運動的物質（體）並無所謂的「力」可言，惟有「加速」運動才能產生力，才有能量之作用。

此事實可以透過以下一個簡單的「動作」感知：

豎起左手掌（攤開），握緊右拳，向左手掌移動，若以「等速」前進，當觸及左掌時，左掌並未感知力道，但若改以「加速度」時，則可明顯感知此力道。

依照愛因斯坦的相對論，物質本身可視為靜止的能量源，當它在空間加速移動產生了力，而力沿著空間軸的總行程累積量稱之為「能量」。當能量在空間傳遞時，空間被扭曲了，就產生了「波動」，如水面的波紋傳遞即為一例。

若一帶電荷性之波動（電波）在空間移動時，在此垂直面上就會產生磁波，而磁波又可產生電波，於是形成一電磁波動在第三度空間上傳遞，當兩個具有相同頻率（即相同振動週率）及量子化（特定的能量差距）的能量在空間相遇或進入某系統就會形成力場相吸引，而成分子鍵相聯結，多種分子鍵形成了物質，若此物質能量中含有能做時間運作的因子，就形成所謂的生命體。

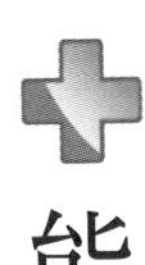

# 能量模式與現代醫療

宇宙中的總能量和為定值，故能量只能夠改變它的型態，而不能隨意加以創造。

而能量的存在模式有那幾種呢？

由於物質從微觀言，其內之電子是動的，故亦可視為潛藏著能量稱「質能」；當它運動時產生「動能」。

當它靜止時，它受地心引力的能場吸引，有一向下加速的力道潛藏，故具有在其高低位置的「位能」。

在空間因溫差產生分子之擴散作用，而產生「熱能」。

兩物質相碰撞時，具有高能量之分子會溢散掉，即「摩擦能」。

當兩物質產生化學作用時所釋放出之能量稱為「化學能」。

電場內儲存「電能」，磁場內儲藏「磁能」。

光線內有光子故亦有「光能」。

當一種能量「潛藏」而須以某種能量加以導出時，稱為「致能」或「激發能」。

而所有的能量都可視為一種波動：包括內在的及沿著空間進行的統稱「波動能」。

將能量視為波動的一種重要應用就是，分析聲音（能）的波動型態，而由反相器產生「反相」波動（波形相反）與原聲音含在一起，就可製造消音器或形成靜音區。現代醫學也開始分析各種病毒所形成之波動型態（波譜），並經由製造反向波動形成「反病毒」來消滅病毒。

也就是說，物質可以形成波動的傳遞，而組合波動亦可形成物質，證實了國父孫中山先生的「心物合一」論確有見地！

我們把這種能量模式運用在醫療上，可以簡單地把它做一分類：現今的醫療法上，西醫所用之西藥，多屬「化學能治療」；而腫瘤的鈷六十放射性照射及雷射手術刀，屬「光能療法」；另中醫所配製之中藥多屬漸進的溫和的「質能療法」；而器官的移植與更換亦屬「質（變）能療法」；民俗的熱敷屬「熱能療法」，心理醫師所採用之催眠及心理治療，屬「念波能」及「激發能」的領域；針灸與按摩穴道亦屬「激發能療法」；至於以作息改變來治病乃運用「系統能量轉換後、波動型態亦因之而變」的理念來消滅病變。

# 動能可以治病健身

## 糖尿病

我們常以「動能」來治病，一個典型的例子即是運動健身及治病。例如一個糖尿病人常被醫生告以「要多運動」，其理如下：

胰島素是一種減少血中葡萄糖（血醣）的激素（荷爾蒙），細胞本身為一種電性血漿，許多功能（如催化酶的催化作用、信號傳遞等）都必須在特定的電離子濃度下才能完成。

也就是說正常的血醣值為定值，當血醣濃度增加時，由於人體是一微妙的平衡系統；會產生「減醣」需求，此時胰島素的分泌就會增加，將多餘血醣送至肝儲存，以維持血醣濃度定值。反之，當血醣濃度減少時，就產生「增醣」需求，相對激素：抗胰島素（增醣激素）就會激增，將肝中之血醣釋放出來，使血液中醣質濃度正常。

若個人血醣太低，即使抗胰島素較缺乏，亦可藉由食用米、麵等主食，將成分中的澱粉經由唾液分解為葡萄糖，得以促進血醣濃度。只有在胰島素缺乏之下，人類調節血醣濃度的功能才會喪失，引起血醣濃度太高，並在尿中排泄出來，因而產生病變，此即「糖尿病」。

當個人運動時，血醣被大量氧化成ATP，釋放出能量，血醣值會降低。此種「非常態」雖是暫時性，但若持之以恆的長期運動（通常為三、四個月後），細胞將會把這種「血醣值較低」的狀態視為正常，產生減醣需求，於是細胞的胰島素感受器就會增加，對胰島素的靈敏度、親和力也增加，就可減低對其依賴性而減輕病症。

換句話說，我們可藉由長期運動達到改善體質的目的。因為運動可以產生「動能」，藉由長期實施，讓細胞將之視為常態，於是藉由一新的時空狀態需求，使人體為了調適，產生自然改變體質的過程。

但要牢記：必須長期運動。若只是短暫運動，細胞只是將之視為「非常態」處理，無法改變體質。當然為了降低抗力，任何空間的改變量及速率都必須是漸進式的，以免因反作用力而傷了自身。

## 鼻病

另外一個例子為鼻子過敏（病）的治療。

眾所周知，鼻病是一種頑強的疾病，不管是服抗生素、燒灼、或過敏原的控制都無法根治，但是作者已有許多親友藉由長期的慢跑（少則三個月長則半年以上的慢跑，每天約半小時）而治癒了。

其理同前，由於慢跑時需耗大量氧氣，而氧氣的通道為鼻子，由於長期的需要性而使鼻子的功能被激化，鼻病自然不藥而癒。

## 控制體重

我們把同樣的理念放在瘦身、增胖效果亦同。

當個人的輸入能量乘以人體的吸收率大於輸出（消耗）能量時，人體就會變胖。反之，當一個人消耗能大於輸入之吸收能時，人體會分解質量（脂肪）轉為能量而達減肥瘦身，但此時並未竟全功，惟有繼續此種時空狀態一段時間（三個月以上），細胞才能視之為常態，瘦身、增胖才能成功。

第二篇

# 能量療法簡介

由於能量療法的種類繁多、不勝枚舉，本篇將就作者所推薦的療法，做個簡單的說明。

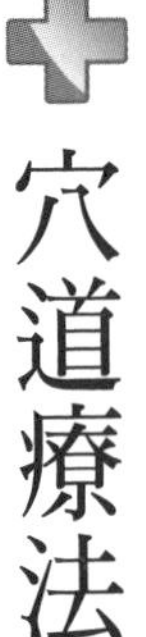

# 穴道療法

## 穴道位置及功能

人體的氣血通道稱經絡，其交節點稱穴道。有關穴道的理論、井穴位置及其治病療法將於下章節專門介紹。由於穴道太多，本書只就特殊穴道加以介紹，分別是：井穴、原穴、俞穴、募穴、郄穴、絡穴、會穴。因其各有其不同的職司及功能，以下先分別就其名稱等概略說明一下。

### ◎井穴

所謂井穴，乃「以水為喻，所出（進）為井」，亦即井穴位於十二經脈之始源點或終點。但血氣繞行於十二經脈，永生不息，一個經脈的終點亦是另一經脈的源點，故不管源點或終點，井穴上匯集有最大的氣血能量值，猶如位於一電子網路上的電源源頭，其交節點上通常都匯聚最大的電流一樣。它可作最佳（明顯）的疾病偵測點，亦即人染患疾病時，觸摸或壓按相關的井穴可得最明顯痛感。

## ◎原穴

「原」者，「初始」也，或曰「水所過之處為原」，原穴者為位於井穴附近之穴道，有經絡電流經過。井穴多位於足趾、手指甲後旁側，而原穴大都位於手足之腕、掌或其關節處，乃人體疾病之第一偵測站。其中最為人所熟知者為：壓按合谷穴（虎口凹陷處）可止牙痛，十分內立即出現效果；而心悸時壓按神門穴也有速效。原穴之位置如圖一。

## ◎俞穴

俗話說：「新病求之俞」，皆位於背後。相傳感冒乃「風邪」入侵，即從背後

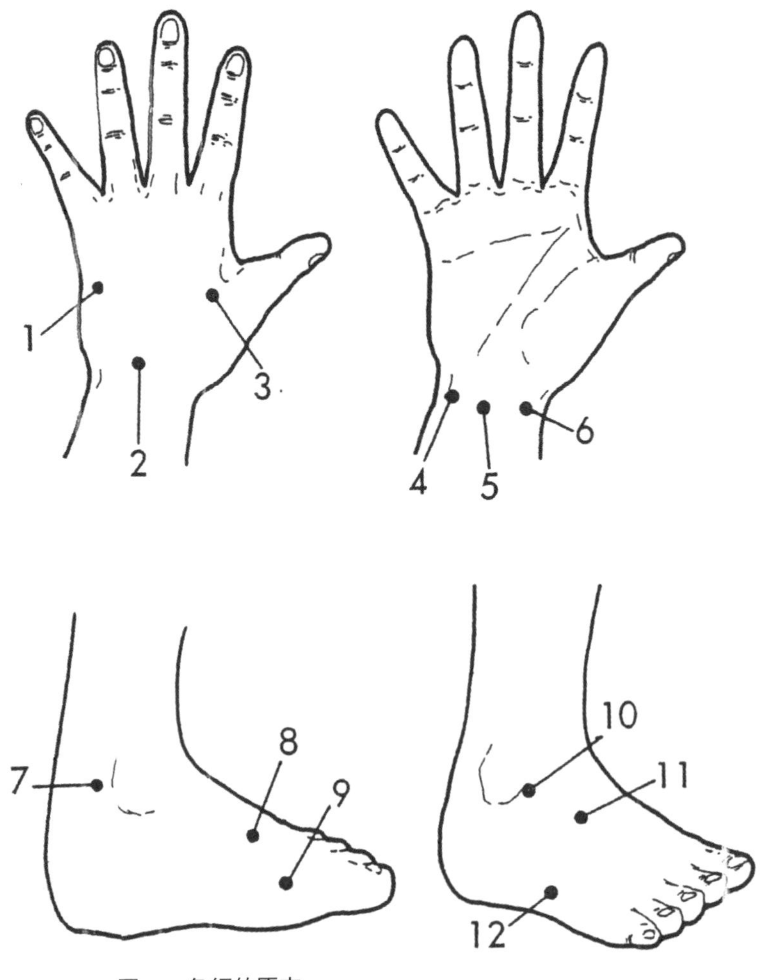


圖一　各經的原穴

1 腕骨穴（小腸經）
2 陽池穴（三焦經）
3 合谷穴（大腸經）
4 神門穴（心經）
5 大陵穴（心包經）
6 太淵穴（肺經）
7 太谿穴（腎經）
8 太沖穴（肝經）
9 太白穴（脾經）
10 丘墟穴（膽經）
11 衝陽穴（胃經）
12 京骨穴（膀胱經）

的風門穴侵入，在感冒初始，立即壓按風俞穴可得適當療效；而若打嗝或吐逆翻胃時，壓按背後的膈俞穴可立即止住；兒童患尿床症，可在腰部的膀胱俞施灸或按摩加以治療；時時按摩腎俞，可增強腎臟濾除毒素功能及強化性能力；當胃痙攣時，立即壓按胃俞一至二分鐘，胃痙攣會立即停止；腰痛初發時，立即摩擦患者之腰部、脊椎兩旁側一寸半處，由於觸及大腸俞、小腸俞、腎俞等俞穴，可止住因大腸、小腸或腎病變引起之痠痛。

所有俞穴皆分布在相關臟腑旁側，都在脊柱神經旁。近代醫學已證實，脊柱不正（包括彎曲、斜轉、捻轉），會引起顏面神經痛等各種神經病變及臟腑病變。而俞穴之治療理論，定與脊柱神經之自動矯正有關。故「抬頭挺胸、伸直脊柱」可防治諸多慢性病，以現代科學觀之，絕對不是一句空泛的口號而已。

肺俞、厥陰俞、心俞、肝俞、膀俞、脾俞、胃俞、三焦俞、腎俞、大腸俞、小腸俞、膀胱俞各穴，顧名思義，分別為肺經、心包經、心經、肝經、膽經、脾經、胃經、三焦經、腎經、大腸經、小腸經、膀胱經等十二經脈的俞穴。

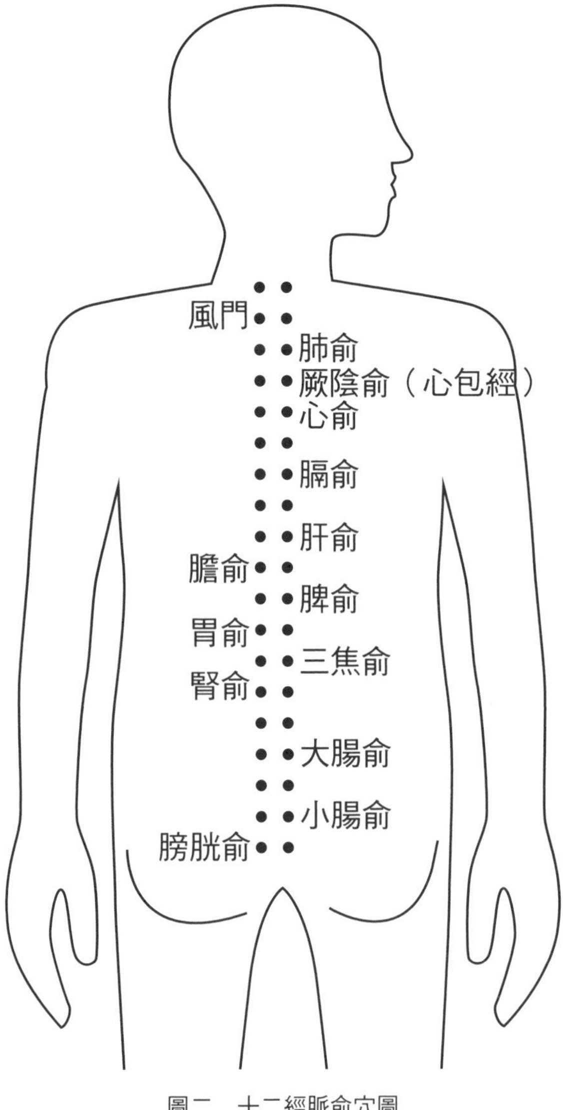


圖二　十二經脈俞穴圖

在各經脈病變的初發時節，會立即有痛感，可壓按而測得病變並續而治之。由於染病初期，病氣之匯集尚不充沛，故痛感並不十分明顯，需心靜方可感知。

此十二主要俞穴分別位於第三、四、五、九、十、十一、十二、十三、十四、十六、十八、十九之脊柱下方左右旁側一寸半處，左右對稱。至於前提及之膈俞則位於第七脊柱下方左右旁側一寸半處，其分布圖如圖二。

## ◎募穴

募穴者，募集病氣之穴也。中醫說：「久病求之募（穴）」。也就是說，久病之後，病氣從背後之俞穴轉入前胸之募穴，當一個人在相關募穴發現痛結時，表示病已久、已重。

此時亦可在相關俞穴發現痛感，但俞穴有痛感時，募穴不一定有痛感。也就是說，同時偵測相關俞穴、募穴，而求其是否有交集可判斷病變究竟屬初發或久積。

如肝膽炎導致眼白青黃、疲倦不堪時，定可在前胸的期門穴、日月穴發現明題痛

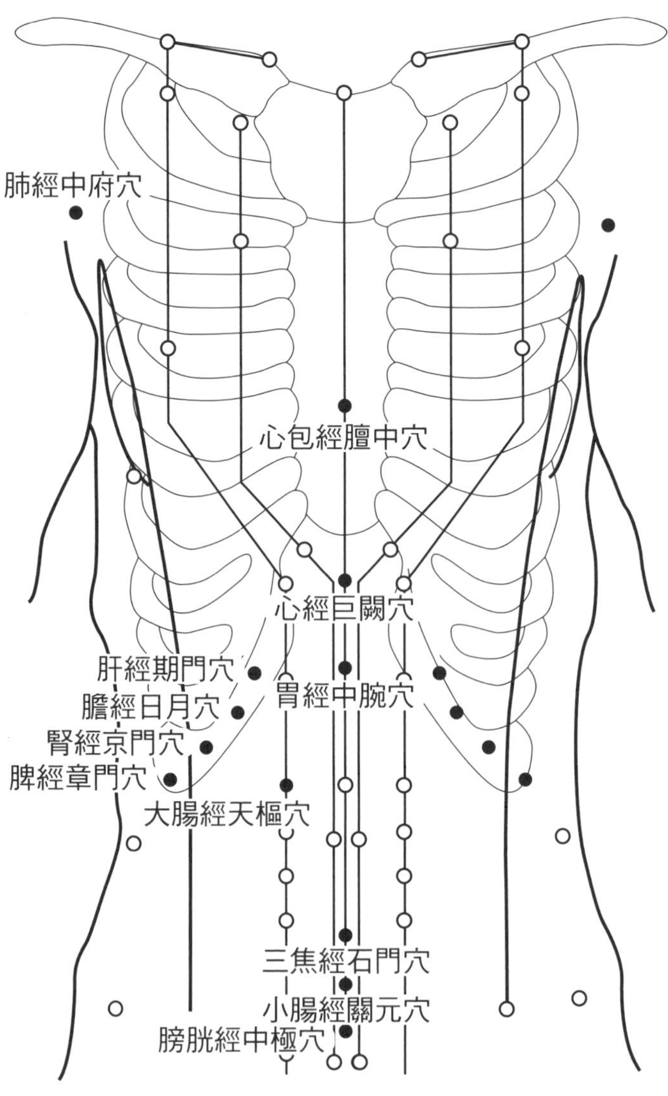
肺經中府穴
心包經膻中穴
心經巨闕穴
肝經期門穴
膽經日月穴
腎經京門穴
脾經章門穴
胃經中腕穴
大腸經天樞穴
三焦經石門穴
小腸經關元穴
膀胱經中極穴

圖三　募穴位置圖

感，此時背後的肝俞、膽俞亦可發現痛感。

圖三顯示十二經脈的募穴點，也就是中醫的偵測、診療點。中醫常壓按中府，察其有無痛感以偵測肺病、壓按膻中以偵測心病、至於對期門穴施以磁療或針灸以治肝病更是常有之事。

從圖中我們可以看出，除了肺經募穴：中府穴及大腸經募穴：天樞穴各位於肺部及肚臍旁側外，其餘十經（心、肝、胃、脾、腎、膽、膀胱、心包、三焦、小腸）之募穴皆匯集於前胸中線及肋骨旁，呈小字排列。

除了肺經病變（如哮喘、鼻病）及大腸經病變（便祕）患者皆可感知，不需另行自我偵測外，我們可以每天用下列方法簡易地偵測全身是否有臟腑病變。

沿胸部正中線及肋骨兩旁摩擦，如發現有痛感之處，可核對圖三找出相關臟腑病變，除了隨時按揉反射痛點以減輕病情外，並可依後面章節所提的療法加以治療。

另外，十二經的募穴並不全位於本經上，見圖可知。

## ◎郄穴

「郄」者，「隙」也，即空隙之處的穴道。「急病求之郄」，就是說當患急性病或病情惡化時，氣血含在相關經脈之郄穴處凝結成硬塊，此時壓按或針灸皆有奇效。十二經的郄穴名稱、位置及相關急症如下：

肺經：孔最。位於手腕上內側七寸，主治咳血。

大腸經：溫溜。位於手腕後五寸，在陽谿穴與曲池穴之連線上，主治下痢。

胃經：梁丘。位於外膝眼，主治胃痙攣及急性胃病。

脾經：地機。位於膝下五寸、內踝上八寸處，主治痛經、崩漏、急性大腸炎等急症。（因脾主氣血生化，故與出血症相關）

心經：陰郄。位於神門上五分處，主治心痛、心悸。

小腸經：養老。位於尺骨莖狀突起的骨縫中，主治腦充血、耳鳴。

膀胱經：金門。位於足外踝下一寸，主治小兒驚風、熱痙攣。

腎經：水泉。位於太谿穴（足內踝後跟骨上陷中）之下一寸處，主治下肢肌萎縮、足痛、生理痛。

**心包經**：郄門。位於手腕橫紋上五寸處，主治心律不整、心悸及心痛。

**三焦經**：會宗。位於支溝穴（腕後臂外三寸，兩骨中間凹陷處）之外旁側一寸處，主治耳聾。

**膽經**：外丘。位於足外踝上前七寸處，主治目疾（膽病變引起之黃眼症）。

**肝經**：中都。位於足內踝上七寸處。主治疝氣、子宮出血甚或血崩。

有首歌如下：「郄是孔隙義，本是氣血集，病症反應點，臨床能救急。」確切點明了郄穴之意及功效。

## ◎絡穴

絡者，聯絡也，乃位於經脈另分支脈（又稱絡脈）之處，它聯絡表裡之陰陽兩經，既可治療本經之病變，也可治療相關經絡之病變。

有首歌這麼說：「絡穴功用主溝通、表裡上下用無窮，本經氣血不夠用，求之絡穴氣血行。」當經脈功能亢進時，會形成硬結或膨脹，功能低下時則凹陷，但病痛時皆有強烈壓痛感，專治慢性病。

其主治症狀與該經之井穴同，故不另介紹。以下只列出十二經脈的絡穴名稱及位置以供參考：

肺經：列缺（或稱列欠）。位於手腕上撓側上一寸五分處。

大腸經：偏厲。腕後三寸處。

胃經：豐隆。足外踝下八寸處。

脾經：公孫。位於大拇趾本節後一寸處。

心經：通里。位於心經原穴「神門」上面一寸處。

小腸經：支正。位於腕後五寸。

膀胱經：飛揚。位於足根部外踝骨上七寸。

腎經：大鐘（或稱太鐘），位於足內踝之後下方凹陷處。

心包經：內關。位於手腕橫紋中點直上二寸處。

三焦甘：外關。位於手腕後二寸中線上，與內關互相對立。

膽經：光明。位於足外踝尖直上五寸處。

肝經：蠡溝。位於足內踝上五寸處。

## ◎會穴

「會」者，「滙」也，滙集交會之義。中醫以臨床經驗，將人體毛病大分為六臟（心、肝、脾、心包絡、腎、肺）、六腑（膽、大腸、小腸、膀胱、胃、三焦）、血、氣、筋、脈、骨、髓等八種病變，而綜理出八個穴位。先將疾病依此大分為八類，再取其會穴偵測及針灸治療，然後再配合其他穴位治療，則療效快速宏大。

那就是，臟：章門穴，腕：中脘穴，氣：膻中穴，血：膈俞穴，筋：陽陵穴，脈：太淵穴，骨：大抒穴，髓：絕骨穴。

本書之穴道治療，以井穴為主，因其位置明確易尋，而且收效宏偉。為免穴道繁雜，使讀者失去信心及興趣，故對此不易搜尋之八大會穴不予詳述，只供參考。

另外，文中所提之「寸」乃指中醫上的「寸」，指的是中指同身寸，也就是將患者本人的中指彎曲時測其兩端紋頭中間的寬度為一寸，此乃因每個人身體的部位與其手指的寬度及長度有著特定的比例之故。

## 穴道訊息探測

穴道訊息探測簡單地可分為：診四海、壓募穴、捏手足（測井穴）概說如下：

### ◎診四海

中醫把人體分為精、氣、神。而精、氣、神又為谷（穀）所生化，故將人身分為血海（精血之海）、氣海、髓海（腦髓主神、髓海即神海）、谷海（胃谷之海），所以診四海即診斷血海、氣海、髓海、谷海所透露出之訊息。

當人身染疾病時，在相關經絡穴道上會反應病變、出現壓痛感。而以「海」稱之穴道，是指氣能大量滙集之處，除直接壓按，看是否有痛感外，可由其處氣息的放射，以手靠近，由於手上布滿各種感測器（包括溫度、濕度……等），故可遙感偵知。茲分述如下：

**氣海**：如圖三所示，在兩乳中間的穴道名曰膻中穴，乃全身之氣體的吸納反射點。當人氣滯、氣喘、咳嗽、肺炎等之肺病時會出現異常氣感，由熱涼脹麻可以分出病情。當有熱感時，大多為肺炎、鼻炎，涼感時則大多為支氣管擴張或是哮喘病；該處膨脹腫大且有刺麻感時，多係肺腫瘤或肺癌，無特殊感時為正常。

**谷海**：位於上腹部，如圖三所示之中脘穴，在臍上四寸處，乃胃經募穴，消化系統之病變在此處會反射出來。以手靠近偵測時有涼感時多係胃寒；有熱感時，多係胃炎、胃潰瘍；若有麻刺感，則多係胃癌或脾臟癌。

**血海**：在肚臍以下之腹部，俗稱氣街或丹田。乃氣滙集之處，亦為精血生化之處，由上往下計有下丹田穴、氣海穴、石門穴、關元穴、中極穴、曲骨穴六穴。正常時呈溫熱適中之手感，若有過熱感則係生殖系統發炎病變，若過涼則表示敗腎、性冷感及元氣不足。人常言：「以『丹田』之氣發聲唱歌。」此處「丹田」，即指氣海穴而言，常常意守此處，可強精壯腎。

**髓海**：在後腦部，由頸項人髮際一寸凹陷處為風府穴，乃腦元神府。以手測之，溫熱適中為正統，若過熱表其陽經太旺、陰經過虛、陰陽失調，若過涼則表氣血虧損，毫無神采。

另外要注意的一點，探測者與被測者最好不是同一人，否則當被測者本身病變時，由於兼為探測者，其手上之氣息及氣感皆有問題，當然無法正確偵知。

## ◎壓募穴

如圖三所示，募穴全部匯集於肺部、前胸直線、肋骨旁及肚臍旁。故可輕易尋找壓按之，看那個穴位點有痛感，則為相對經脈出了問題，再依下章井穴療法內所述，找出經脈所對應之相關病變，之後再按後章節的疾病療法尋求對應之道，以解病痛。

## ◎捏手足

在人的左右手各有六井穴，皆位於手指甲基部旁側凹陷處，左右足趾亦有六井穴，捏手指足趾兩旁側井穴，檢查有無痛感及其程度，三、五分鐘內當可自我或幫人診測出身體之病變及病情之輕重。

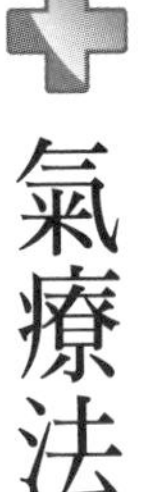

# 氣療法

## 增氣法

前曾言及，人體內有生物電流會產生電磁場，此種能場通稱為人體氣場。在後章節將有詳細的介紹，本章先介紹如何增加「人氣」的方法及透過人氣對自己或病人加以治療疾病。

### ◎盡量素食

子曰：「行有餘力，則以學文。」同理，若細胞每天只汲汲營營忙於營養的分解、吸收、排泄，則無法分出太多的能量轉為人的氣場來保衛身體。

由於蔬果本身的組織結構較肉類簡單、純淨，人體細胞只需消耗最少的流程、時間去分解它們。也就是說，人體吸收蔬果較肉類來得輕鬆，較不需能量，更不易由動物肉體上所沾染之病變傳染自身，因為有些病變並非「煮食」即可消滅的。

但為了求得足夠的營養，作者所建議的素食是乳蛋素，也就是說，包括雞蛋、牛乳在內的素食，因二者是便宜又健康的營養，應該常吃。

雞蛋是最好的蛋白質來源，又含脂質、礦物質及維他命A、B、D、E、K。光是從一個雞蛋可以孵出一隻雞，讀者就可想到它幾乎含有生命成長所需之所有營養成分，而且每天吃一、二顆雞蛋，在一個月後，人體本身會採取反饋作用，不僅不會增加體內膽固醇量，相反的，蛋內的蛋黃素可促進人體膽汁分泌，分解人體的膽固醇，減肥之外並有益於預防心臟血管病變。

牛乳的成分與人乳雷同，除含各種成分外，它含有人體腦部細胞所需的一種主要養分：牛乳糖。若能每天服食一瓶牛乳，可增加不少精元，尤其若能於夜晚入睡前喝，更能有助於入睡並睡得安穩。對於養氣健身而言，牛乳亦是不可或缺的食品。

此外，由於蔬果內含纖維素，可促進大腸蠕動，幫助廢棄能量之排除，自然人體精足氣爽，若再佐以「禪功」來增氣，當可水到渠成了。

## ◎早睡早起並睡足

由於夜晚人體入睡一小時半左右，腦下垂腺體所分泌之生長荷爾蒙達到最高值，此種荷爾蒙是用來修補組織與骨骼、肌肉之生長的。

而夜晚十一時至凌晨二時，依據中醫「子午流注」的理論，是膽經及肝經最旺盛時期，故若能於夜晚十時左右上床睡覺，並於早上五時左右起床，有益身體健康。利用「寅時肺經氣血最旺，最適宜人們練功」的理論加川練功則可事半功倍，有關睡眠的理論及如何擁有良好的睡眠方法，請參看拙著《一生無遺憾》一書。

## ◎心入禪境並實行禪坐、禪禱或禪臥以增氣

所謂「禪」者，乃由「單示」合成。單者，單純、單一也；示者，神識、精神也。即隨時隨地，培養那種「泰山崩於前而目不瞬」的膽識及心境。

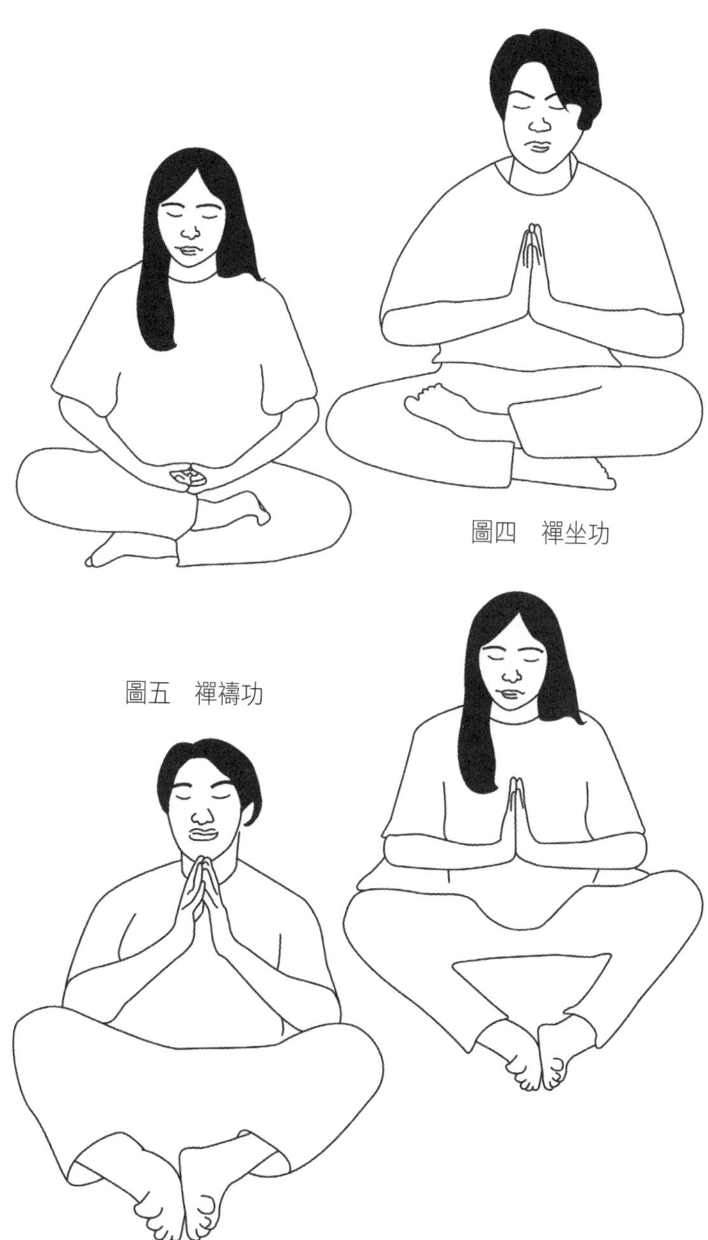

圖四　禪坐功

圖五　禪禱功

凡事抱持隨緣的心態，面對任何事情，心境不要太過起伏，就不會耗損能量於不必要的煩憂上，也不會因為一些屬於脈動（集中於短時間內發出之高能量）性的電性脈衝干擾了細胞的運作速率及秩序，自然可「集中」全部可用的能量於練功上。此處所謂的脈衝能，包括過度的煩憂、急燥、生氣等。

至於所謂的禪坐功，如圖四所示。

選擇幽靜處，閉眼、塞上耳塞（或聽而不聞）、呼吸採自然微息態、閉口、脊柱挺立、盤腿（單盤或雙盤皆可）、雙手交握、大拇指相抵、置於胸前或膝上。

首先作深呼吸五分鐘，此時口可打開，以使心情能寧靜。然後放鬆心情，不再胡思亂想（靜心）、調整身軀於自然穩當狀態，雖有麻、癢感等，亦不再蠕動，將心神集中於肚臍上，猶如以「心眼」觀視該處，如此約二十分鐘後，全身百骸和通，人氣自然周旋於身體，可增強人體氣能。

約四十分鐘後，深呼吸吐出一口氣，把盤腿打開，睜開雙眼，雙手磨擦生熱後，撫拭眼眶、按摩手臂及雙腿，若雙腿於鍛鍊初期發麻，可兼以按摩方式消除腿之麻痛。

在禪坐的過程中，最常遇到的是由於心念浮動，難以入靜，也就是說無法入禪。故在禪定之前，可先以深呼吸方式代替平常的淺呼吸。也就是從鼻吸入一股氣並想像同時從鼻子及肚臍引入此口氣，然後嘴巴張開吐出氣後，閉眼把心識集中於呼吸的動作上，反覆為之，過不了多久，即可讓紛亂的心安靜下來。務必記得，先入禪境（心專）後，才能使禪之功能發揮出來。

若不能盤坐者（如小兒麻痺患者）或對盤坐不能適應者，可改以禪禱。其勢如圖五，它與禪坐不同的是手腳的姿勢，也就是說雙手改為合十如祈禱狀而放置於胸前（或垂置於膝上），雙腳屈膝成一弧度並使五趾盡量自然併攏。切記以舒適、自然、穩當為原則，即使只能並合一、二趾，也都會有生物電流流經兩足趾之間，不足為慮，千萬不可在意。因「在意」產生壓力導致無法入靜，就會使禪氣功之功效大打折扣了。

有一種改良式的氣功，稱禪眠功。其姿勢如圖六，亦稱禪臥功。它與禪禱惟一的不同點，是為了避免地心引力對人體脊柱產生拉力作用，因而將坐姿改為臥姿。

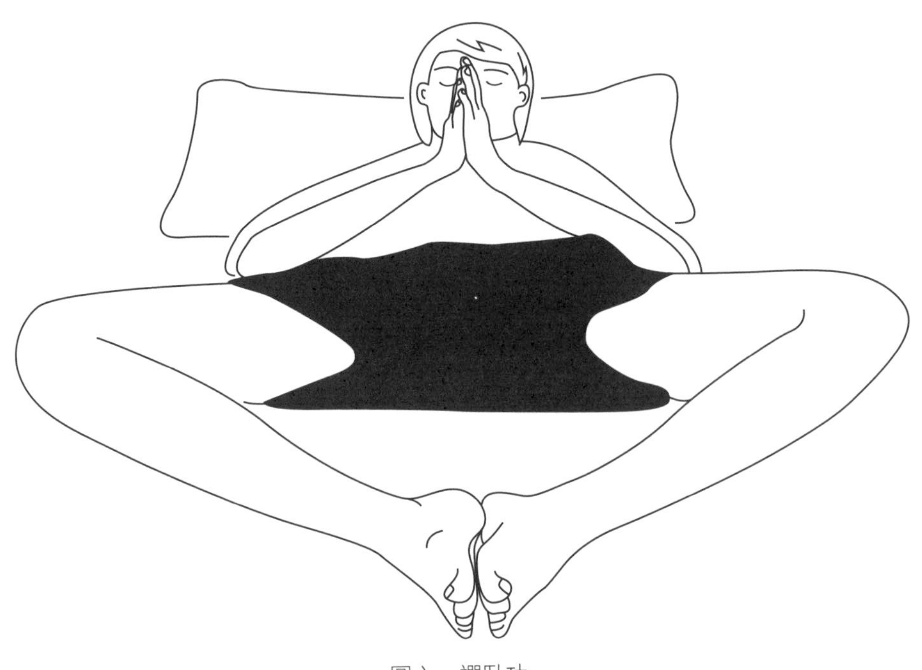

圖六　禪臥功

此時身體在對稱、諧調、阻抗及張力最小的情況下，人體的內部氣能波動（$\alpha$波）將可獲得大量放大，產生手腳快速振動的諧振現象。其振動頻率為每分鐘數百次，與打太極拳時自發功的頻率相同或為其亞頻（振動頻率為一半之波動稱亞頻波動）。其振幅會逐漸縮小，停止一小段時間後（數分鐘）再度發功。

振動發功時全身舒暢，雙腳屈膝雖偶略有痠痲感，但會覺得十分受用亦可在空隙處墊物以求穩當，只要人體的遺傳基因及腦部中樞正常，當作完禪臥功後除了可立即恢復疲勞外，常作它不僅可使人精力百倍，氣能增強，也能防止疾病侵襲及治癒疾病，更是使人體潛能發揮的最佳功法。

綜合上述論點，將三種禪功的優缺點比較於下：

| | 優點 | 缺點 |
|---|---|---|
| 禪坐 | 姿勢穩當，可久坐 | 身體電氣阻抗太大短期內無法自行發功 |
| 禪禱 | 姿勢穩當性較禪坐差，但優於禪臥 | 身體電氣阻抗雖已降低，但兩腳分開沒接通電氣迴路不易發功 |
| 禪臥 | 最舒服，且易發功效果最顯著 | 太舒服，容易忘了練功而入睡，穩當性較差 |

## 氣療法之實施

平常，在禪功狀態下，我們可將心眼觀想肚臍點或氣海穴，如此能增強人氣以健身。如果要以禪功來氣療疾病，就須依自我氣療或輸氣療法分類而按下述方法來實施：

### ◎自我氣療

所謂自我氣療，即是在入禪之狀態下，以禪坐、禪禱或禪臥之姿勢，將意氣的能量集中於某特定點，以達到健身袪病之功。此特定點又可分為眉心印堂穴（上丹田穴）、乳中膻中穴（中丹田穴）。臍下一寸半氣海穴（下丹田穴）、湧泉穴、井穴或病痛點，又稱作意守治病法。那麼，應如何選擇方可事半功倍呢？

上丹田穴適用於神識不佳或頭部、喉部病變。此時守於此竅，能量很容易擴散及頭胸；中丹田穴適用於胸部病變：下丹田穴適用於腹部臟腑病變及精氣不足：足底前凹處湧泉穴適用於元神、精氣皆不足時。如果已確認某臟腑病變，則可依下章所述之井穴點加以意守。當然如果病痛點相當明顯，就意守該點，不出三、五日，疾病必減輕或消於無形。

將能量集中於某特定點，佛家、道家稱之為意守，而意守時的呼吸方式應為文息。「文」者，淺也，息者，息相也。當人行淺呼吸時，吸氣時肚子凸出，呼氣時反之，是曰文息，當人行深呼吸時，吸氣時肚子凹下，呼氣時凸出，是曰武息。

在入禪之前，由於心浮散，常無法入靜，此時宜用深呼吸，並專注於呼吸上，就很易使心靜下來。但入禪後，不管是在練功健身態、打通任督態或意守治病態，都應該轉用淺呼吸。而且若日久打禪，呼吸現象將由風相、喘相、氣相進入息相。

所謂風相，乃聽聞鼻子有呼吸聲。喘相是指雖沒聽到呼吸聲，卻呈氣喘態、呼吸不通暢。氣相，指呼吸雖無聲並通暢，但呼吸如氣流，不細微。息相乃指呼吸無聲、通暢、氣息微細綿長、若有若無。

智者大師在《釋波羅密》第二卷記載：「呼吸像風的人，心中一定散亂。呼吸像喘的人，心情結滯而不通暢。呼吸像氣流的人，身心容易疲倦。只有守住微細的呼吸，心情才能寧靜。」

在佛家的經典上常提及禪坐時舌要抵上顎，以承接任督氣流。但在實際實施時，由於著意致心無法放鬆，且舌尖上翹、產生張力，不自然以致無法持久。

筆者建議改為：舌頭自然平放，因為根據電子學，舌與上下顎間可視為存在分布電容，即使平放，也會由於電場之放射性，而有所謂的位移電流來接通任督二脈。打禪若經此改良，就會變得容易、舒適、自然、易持久了。

於是人體在輕鬆、自然下，將全部能量集中於意守處，會使該處之生物電流激增。也就是說，人體的守衛戰士白血球將會群集於意守之處，將可擊潰聚於該處之病毒，或透過穴位「激能」及「調整」之方法來改變體質、修護病變。

## ◎輸氣療法

所謂輸氣療法，乃是：具有較強氣能的人，透過兩掌心發氣，將患者病痛處與施氣者之左右掌構成一氣場迴路，將輸氣者之氣能導入患者而治病之方法。或者只靠運送氣功於掌心上後安置於患者傷病處，由患者自行吸納該氣能以治病之法。

例如患者眼睛疼痛時，輸氣者將其右掌置於患者眼前約一公分，左掌置於患者腦後約一公分處，然後觀想氣由輸氣者自身之右掌進入患者之眼部，通過腦部，到達自身之左掌，再由左掌沿左手臂（經絡）上行，穿胸後沿右手臂而下到達右手掌，然後再度循行。

又如患者手臂瘀血疼痛時，輸氣者將其左、右手掌分別置於患處之下、上處，然後觀想氣由輸氣者自身之右手進人接觸點，通過患者疼痛處，再進入輸氣者之左手掌，沿臂而達胸，穿胸下右手臂到達右手掌，完成電氣迴路，周而復始，若雙方都能在入靜下為之，療效更明。

在聖經上屢見耶穌以手置於病人患處，病人皆不藥而癒的神蹟，也是一種輸氣療法吧！其實，由於念動即可引起氣動，而且氣能具有輻射擴散性，有些氣功大師甚至可以靠念波在遙遠距離替患者輸氣治病。

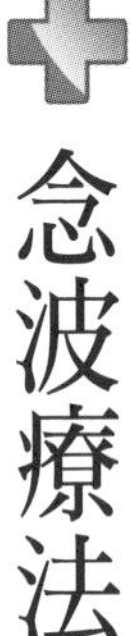

# 念波療法

一個波動是能量的擴散，念波是一種電性波動（電波）。電波為交流電性，其每秒振動約次數稱為頻率。電波是一種電磁波動，當頻率高過特高頻波（UHF）後，就轉化為光線，靠光粒子及光能（電磁能）加以傳播，其中包含紫外線、可見光、紅外線。若光只含單一種頻率，則稱雷射光。更快的波動則化為穿透力甚強之射線。

人體氣波之頻譜（含各種不同頻率及不同振幅之電波），分布在微波及紅外線附近。打禪時之禪功，則具雷射光波之特性，其電波分子相位相同，同步在空間傳遞能量，不會因距離而減弱；又具光粒子性，可將其能量聚焦，故可用之於自我治病。

前曾提及，一種波動能量要為某系統接收，有如現在的叩應（Call in）節目，一定要具備相同頻譜，（例如每個電話號碼都是一種不同頻率組成之頻譜，但因其頻率低，波動弱，故須靠電線傳播），而且每種頻率之分量振幅必須相同，或其每種頻率分量值為該系統相同頻率分量值之相同倍數，始為相同型態之電波。而意念可加於人體氣場上，電學上稱人體氣波受思想波所調變（Modulation）。

如果某個系統要對某波動有所反應，除了必須具相同量化之頻譜外，發射波動之功率也必須要強大到經空間的行程衰減量後，仍能達到該系統之最低靈敏度，而且為避免錯誤反應，該波動所含的雜訊必須減至最小。

念波療法是人體潛能的最奧妙療法。又亦可分為自我治病療（又稱細胞對話療）及為別人治病療（又稱愛心禱念法）。

## 細胞對話療

人體細胞本身就是個電腦，由於人氣乃由人體所發生的，當我們生病時，我們若能發出「治病」的一種念波，則此種含念波之氣能可為自體細胞所吸收、解碼，細胞接收此「指令」能量後，會思索對策，以消除病痛。為了避免被雜訊干擾，心宜靜，最好在禪定下為之。

若能在發功態（如禪臥發功）時為之更佳。由於發功時的波能是屬一種以諧振為要件之振盪能，可將能量作相當程度之放大，當人進入完全空靈境，則可將人體氣能作無限制之放大。

舉例言之，江先生因車禍，左腳足趾受傷瘀血，走路也一跛一跛的。他以紅藥水擦淨傷口後，在禪定下以心念著：「三天內消除瘀血，左腳恢復正常。」每天實施此種細胞對話十五分鐘。三天後，果然瘀血消失，左腳恢復正常，經過七天後左趾甲重新長出，原傷斷之趾甲脫落。

當你頭痛時，不妨靜心後，自己重複念著或想著：「頭不痛、頭不痛」，等到細胞找出頭痛之因，思索出對策，頭真的就會不痛。當你因天冷而發抖時，不妨重複唸著：「不冷、不冷。」要不了多長時間，你會覺得暖和多了。

此法，亦可用來改進皮膚膚色、治療失眠、腰痛、性冷感、陽萎、早洩、膀胱無力、頻尿……等症狀。

細胞對話療法又稱潛意識療法，在能量療法上，是隸屬波動能量療法。由於波動的能量被接收、解碼、執行，需經一段流程，此種流程自需歷經一段時間，故只適用於慢性病症；如遇胃出血、骨折、盲腸炎、發高燒等急症，由於緩不濟急，須迅速就醫以先除其苦，如止血、接骨、割盲腸、退燒後方能施用念波療。

## 愛心禱念法

每個人都具有神識，此種神識即愛心。任何一種宗教的教義都蘊含「愛」字，任何神都會教我們愛世人。

而愛心之念波，是含多種頻率之頻譜，它與神的波動場能類屬同一類譜，它可叩應（Call in）進入神的頻道，任何本於愛心的為自己或親友治病的禱念叩應後，會被解碼，但念波的訊息是否被執行，還須考慮下要件：

．**念波夠強**：為了增強念波功率，必須經常打禪，增強氣波功率後，念波方可被加於氣波上而發射至遠處為神祇系統所偵知。

．**雜訊干擾少**：為避免氣波受生靈的雜訊干擾，想以愛心禱念治病者切不可殺生，盡量少吃葷腥，當然，如果能素食則更佳。

．**多行善事**：愛心訊息被解碼後，禱念者及被禱念的人之人格將會被過濾以判斷此要求是否被神接受而執行。當然此人格包含此人在時空之旅上的總業績（佛家稱積業）。前生已了，至少今生我們可把握，所以我們應永持善心，行善事，為自己及親友造善業。

有一天當你或親友患病時，不妨試用愛心禱念法，常會有神效，是曰：「神蹟」。施用愛心禱念法時，隨處隨時可為之，因地球空間在神祇來說，只是一很小的空間差距，但為免波動受阻，最好在空曠地，雙手合掌，虔心禱念，如能在禪功態下為之更佳。

# 念波意守療法

所謂念波意守法療病，乃是運用細胞對話、禪功、再加上意守以達治病的方法。即在禪定前，先針對病症，設計出一種用於要求細胞改良病症的對話語句，在採用深呼吸入靜時，一面用「心」專注地念著該對話以入禪境（一般約五至十分鐘）。然後在禪功態下（禪坐、禪禱或禪臥）將心念轉注凝視病痛點或相關臟腑的反射井穴，當可迅速見到療效。

舉例言之，若染患感冒，可選擇細胞對話用語「驅逐風寒」，然後躺下成禪臥態，先做深呼吸五分鐘並一直在心裡唸著：「驅逐風寒……驅逐風寒……」

在對話之前，若只是咳嗽者（依圖十一），請先檢查左右無名指甲旁後側凹陷之三焦經井穴關沖穴（喉嚨屬於三焦系統之上焦），壓按並比較痛感，選擇左右較痛之指旁之關沖穴為守位點。

經與細胞對話，在專注心情而入靜禪定後，先將意念守於對應手指之關沖穴以治咳嗽，在禪功下施行二十分鐘，若兼有流鼻涕或口腔內生痰，再改守少商穴約二十分鐘，三日內可治癒感冒。

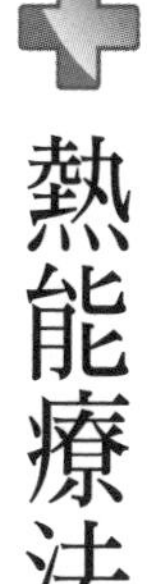

# 熱能療法

所謂熱能療法乃是對患處給以熱能，使細胞分子獲得熱能後轉為動能，通過阻塞之經脈，而治療病痛。另一種現象為病毒分子獲得巨大熱能之後，由於其內的電子跳躍至較高能階的軌道上，而破壞其分子結構使病毒解體。

熱療法最適用於氣結不通、風濕、痠痛（腰、腳、手）、受寒、腫脹、流冷汗、腹瀉或脊椎不正引起之神經痛等。對於發炎（如筋骨扭傷）、發燒等熱症應先改以冰敷，等到發炎及發燒退後才改以熱療法。它又分為：

### ◎電吹法

對於瘀血烏青患者，可先用熱毛巾沾濕患部，之後將吹風機開在熱風位置，以近距離對準患處來回吹風，調整距離使患者至可咬牙忍受之程度為最佳治療距離，大約經過十分鐘後，必可消除烏青及腫脹。對於患有風濕開節痛患者，亦可每天對患處以熱吹風機吹風二十分鐘，三日內必可見功效。

## ◎物熨法

將鹽或蔥、薑等物約三百公克放在鍋內炒熱（蔥、薑等請先搗碎），趁熱用布包好，在患處先敷上熱濕毛巾，然後以熱包熨患處，當然熱溫以不可燙傷肌膚為原則，此法適用於腹痛、風濕痛、瘀腫、腰痛、流冷汗等症。

## ◎電熨法

對於背部痠痛、腰部痠痛或因脊椎不正所引起之神經痛（包括顏面三叉神經痛、手臂之橈骨、正中、尺骨神經痛及坐骨神經痛）可以電熨斗透過乾手巾對患者背痠或腰痠痛處來回推走，電熨斗要為可調式，熱度要適度調節，以溫熱適中為原則。

如果是顏面神經痛，可沿著頸椎垂直上下推走；若手臂神經痛，則沿著頸支撐點大椎而下胸椎來回；若屬坐骨神經痛，則沿著坐骨脊椎。當然患者須俯臥、躺平，方能藉由熱能及垂直上下推走動作，以矯正脊椎彎曲所引起之神經痛，或者透過熱能之傳送打通經絡以治背痛或腰痠。注意萬萬不可燙傷皮膚。

## ◎藥熨法

將中藥（或和酒）加以炒熱或蒸煮後，以布包裹，熱熨病患之痛處。最具代表性者，為跌打瘀傷者在發炎過後，一般國術館常常同藥熨法來通經脈或用之治療四肢痠麻或關節疼痛等毛病。

## ◎熱水敷法

所謂熱水敷法，是一種簡單舒適的熱熨法，乃以毛巾沾濕熱水後敷於痠痛處或敷於相臟腑病變之井穴位置上，以治相關臟腑病變。此法適用於一些害怕因針灸刺痛、艾草燒灼或壓按穴道所引起之痛感病患者施為。

## ◎艾燒法

以艾絨製成的艾柱或艾條，在特殊穴位上（井穴、募穴、俞穴）熏灸以治病的方法。其中以艾條灸較普遍。其法乃以點燃的艾條一端靠近穴位皮膚約三至四公分，艾條可左右、前後旋轉移動，並依病人的熱感隨時調整距離，要注意隨時除掉灰燼，以免灼傷皮膚。

尤其針對糖尿病病人在艾燒隱白穴時（參見圖十一），由於糖尿病病人缺乏胰島素，鈣離子濃度之調整失靈，影響細胞膜之滲透壓，而導至神經傳導素之分泌失調，故引起神經病變，對痛感較遲鈍。因此施艾草療者應隨時注意病患皮膚有無紅腫燒傷跡象而自動調整艾條與穴位的間距，盡量不要留下「痕跡」，成為有痕灸。

另外，頭部、臉部及臨近心臟、肺部、性器官等處之穴位，也應避免施艾，以免不慎而造成永久性之傷害。

### ◎煙燒法

由於香煙較艾條、艾柱便宜並容易購買，且較不易灼傷病患，故近年已有中醫將艾燒法改為煙燒法了。除了將艾條改為香煙外，其療法及注意事項全與艾燒療法相同。

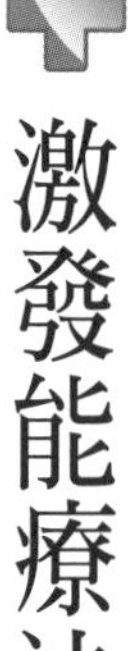

# 激發能療法

所謂激發能或調整能療法乃是穴道療法之應用，乃針對特殊穴位加以針刺、瀉血、熱敷、按摩或貼絆，以「通知」細胞其相關臟腑出了問題，利用人體的自動反饋系統，加以調整內分泌及新陳代謝速率，以達到治病之功。

**針刺**：針灸乃針刺及艾燒的合稱。此種治病針，較一般注射針來得軟，又稱毫針。中醫師通常針對症狀，選擇穴位。例如治療鼻病，針刺鼻端兩旁之迎香穴，在針刺約十五分鐘後，以手捻轉針三四圈後，拔出毫針。針刺井穴更可得速效，如針刺少商穴可立使哮喘病人止住哮喘。

**瀉血**：所謂瀉血或放它乃是將針刺穴道較深一些，然後擠出二、三滴血液，以通知細胞繼續調整內分泌、以修護病變。如對少澤穴瀉血可治白內障的記載，便屢見於古籍中。

**熱敷**：此處只指對穴道透過熱水敷、吹風機熱吹、灸條燒、煙燒等持續之熱能傳遞，以激發人體潛能治病，詳見前節。若對井穴為之，更佳。

**按摩**：按摩包括壓按及摩擦。壓按通常以大拇指對穴位為之，摩擦通常以手掌對特定膚面為之，可治痠痛症並強化各種臟腑功能。

**貼絆**：最近西藥房已有販售磁力絆（針灸絆或益力絆）貼於阿是穴上，它除有早期的針灸效果外，也可與人體的能源波（α波）共振，快速的治好病變。

最常見者為壓按鼻溝人中穴可以急救抽筋；壓按頭部兩側之太陽穴以治頭痛；壓按位於兩手虎口之合谷穴止牙痛；壓按掌心之勞宮穴以安定精神；壓按足三里可止住胃痙攣；壓按膈俞可止住打嗝；常按摩乳部可美胸。當然，最簡單而實用的乃是透過井穴按摩來達到治病之功。

# 呼吸療法

呼吸療法又稱「六字功訣。」是根據呼吸吐納原理編製而成的健身功法。乃用各種低頻振盪之音波引起肝、心、肺、腎、脾及三焦之共振，將臟腑的有毒氣能排出以治病的方法。

以「噓」字音型呼氣以治肝病，以「呵」字音型治心病；以「呼」字音型治脾（胰）病；以「呬」（讀音同嘶）字音型治肺病；以「吹」字音型治腎病；以「嘻」字音型保心境愉快並治腸胃毛病。

呼氣時，切忌出聲；吸氣時，盡量吸足氣。可針對病變類別，採不同之字訣治病。

## 磁療法

除了睡覺時頭朝北腳朝南，以順南北磁場可治慢性病外，市亦售有「磁振器」，可置放穴位上，由其產生之磁場加於穴位上調整內臟機能來治病。例如置於期門穴上來治肝病：置於氣海穴上來強化精元。

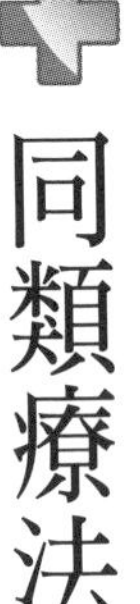

# 同類療法

所謂同類療法即同類器官食補法，其理基於人體器官與動物器官因同屬動物類，故其結構相近。例如市售之人體胰島素乃是將豬、牛之胰島素稍加改變而成，故有人喜歡吃食動物肝臟以補肝、吃心補心、喝血補血、食肺補肺、吃鞭補腎……等。

但此種殺生靈以救自我的方法，除非是別無他法，否則並不為筆者所推薦。更何況肉類本身是一很好的「防護體」，烹煮並不見得能殺死其內所含之原肉體病變。那麼即使治好了原來病變，說不定動物肉體病毒未完全消滅，以至染上了動物肉中所含的病變，那才真划不來呢！

# 改變作息

所謂改變作息，即改變原來覺得不順的生活方式來治病。由於人體是一很微妙的自動控制體，有很好的各種溫度、壓力、重量、位移……等的感測器，所以在健康的維護上，請「跟著感覺走」。

如嘔酸時請少吃甜點；久未運動，覺得氣不順時請多運動；甚至諸事不順時，辦公桌方向、寢室或客廳方向不妨也改變一下：因為除了物質之波動能會影響人體外，空間存在不同的電波能、地磁的磁能、光能等各種能量都會影響人的生理。

藉由改變不順感的作息方式，對於維護人體健康、修護病變往往可建奇功；即使你不曉得是藉由何種能場的改變改進了你的健康，那又何妨，因為重要的是，你經由回饋作用修正了不順感，回復了健康！

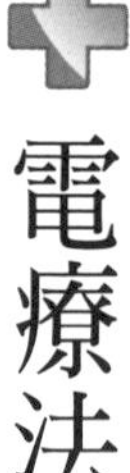

# 電療法

所謂電療法乃將微弱電壓加於身體兩側，產生微弱電流以治病痛的方法。在古代即有醫生令病人一腳站在沙灘上（此腳等於接地態），而一腳站在電鰻上，靠電鰻所發之微弱電流來治身體病痛。

事售有電療器，乃將電極兩端加於兩耳垂上，產生微弱電流刺激人體腦下垂腺分泌多貝胺，減輕痛苦，並可使人心情寧靜，進入$\alpha$態（即放鬆入靜之潛能態、氣功態）以達治病之功。

在實用上可將兩手及兩側視為正負兩極，假設有一女子為痛經所苦，在閉目後此時其朋友不妨站立背後，以左右雙手分別捏住患者之左右耳垂（左手捏左耳、右手捏右耳，如此兩人之電極所生電能才不會互相抵消。）此時患者由於對方雙手所生微弱電流（人體左右手端電壓約五毫伏）將會刺激其體內分泌類似嗎啡的激素，可減輕病苦，愉悅入睡，並啟發潛能，發揮治病之功，當然病人自行雙手捏握耳垂亦可。不曉得道理的人，還以為你會「催眠治療」呢！

# 第三篇

## 井穴治病

電磁場是一種波動能量，就像投石入池所形成的水紋波動一樣，只能以線紋來繪出其分布狀態，而在這些人體能電場線紋的彼此交點上，形成了七個主要之交點，狀如漩渦。

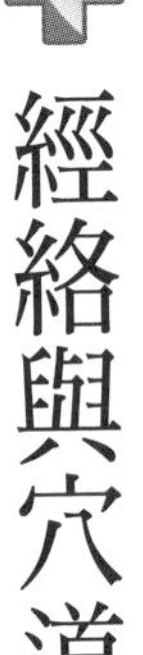

# 經絡與穴道

何謂「穴道」？

人體為生物，亦由基本粒子（原子）構成，原子內有電子，電子流經人體時是謂人體之生物電流。當電流流經人體，會產生電場，而在其垂直橫切面上會產生磁場，復在新生磁場的垂直橫切面上又再引發新的電場，如此周而復始循環，就會產生一生生不息的電磁波動，向外輻射出去，此謂人體能電場。

由於人體有間隙會形成電容效應，可儲藏電荷；有大小腸等曲狀物形成電感效應，會感應生磁場，所以人體能電場縱橫交錯，相當複雜。但其中重要者，為垂直或平行人體血流與骨骼生長之方向而向四周輻射。電磁場是一種波動能量，就像投石入池所形成的水紋波動一樣，只能以線紋來繪出其分布狀態，而在這些人體能電場線紋的彼此交點上，形成了七個主要之交點，狀如漩渦。

此七處交點亦即密宗所謂的「查克拉」，是由本迪脫博士加以命名的。此七處主要「查克拉」，正好沿著人體正中線分布，它們分別是位於百會穴頂、頭部、咽喉、心臟、太陽叢、下腹部、下陰部（如圖七）。人體的場能線紋在此重複疊交，猶如能量中心；其中一些交叉數較少之交點恰與中醫學上的「穴位」相對應，而人體恰有三百六十五處主要穴位（道）。

總結說，穴位也就是人體場能線紋交叉之「交節點」，在電學上，此處只存在分布電阻，所以也是人體「電氣阻抗」最低之點位，市售之穴位偵測按摩棒即依此原理設計而成。

何謂經絡？由人體生物電流所形成的電流場、磁場，我們統稱為人體氣（血）場。此乃有別於人體血流通道，因為血流通道是即使人體死後方可解剖發現的，而氣血場是由「流動」的電流所產生的。

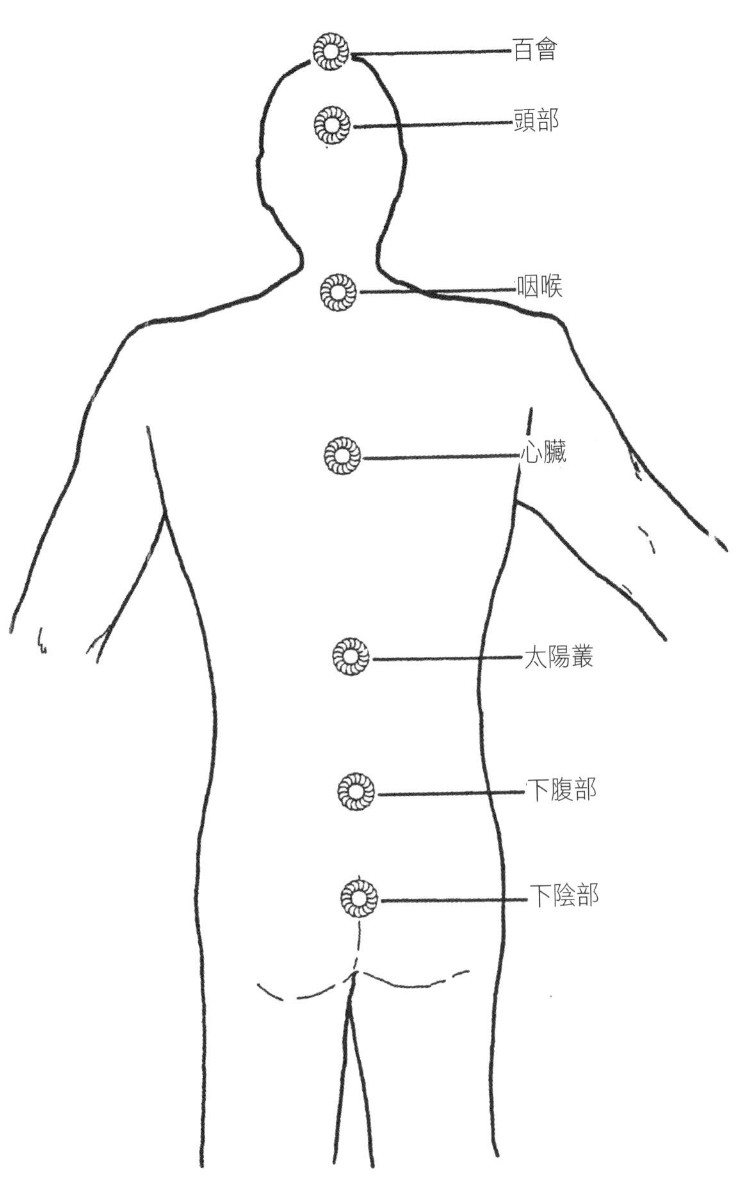


圖七　人體能量中心

惟有變化流動（其強弱依十二時辰而變化，稱「子午流注」時鐘）的血流才能感應生成變動的電磁場，人死後人體血流停止流動，就無變動電磁場，亦不具備人身氣場。故要由西醫解剖上去找尋穴道與氣場是徒勞無功的，亦是中醫為什麼往往被蒙上一層神祕的面紗，令人覺得難以深窺其奧祕之主因。

經脈，即為人體氣血營運之通道，其縱向者稱為經、橫向者稱絡，只有人活著、氣血運行，它才產生。

故明朝之李時珍才會在《奇經八脈考》中說：「內景隧道，惟（內視）返觀者能照察之。」此處內景，即為六臟六腑；隧道，指的是經絡。人活時只能透過禪定時，在明心靜性下的內覺方態「照察」得到，或在被針灸井穴而閉眼入靜下由麻癢感之路線感測到。

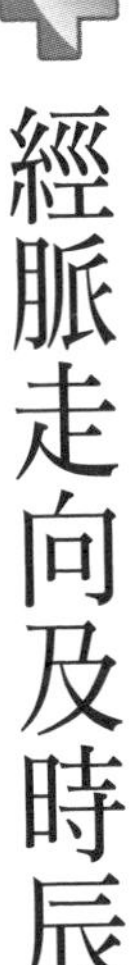

# 經脈走向及時辰

人體有十二正經八脈，人體內之六臟為心、肝、脾、肺、腎及心包絡（提供心臟跳動之能源中心，自有氣血經脈，在中醫上又自成一臟，故稱六臟），其功能為儲、運等「被動性」功能。其主要內涵之物質具固定不變性，在中醫上屬陰，故又稱陰經。

而六腑則是胃、大腸、小腸、膽、膀胱、三焦（內喉至頸稱上焦、由頸至胸稱中焦、胸下腹部稱下焦，合稱三焦），其主要功能為消化、傳運、吸收、排泄等「主動性」功能。其主要內涵物質隨著人體進食時辰而隨時在變化，中醫上屬陽，故又稱陽經。

妙的是陽經大部分布於手足外側，照著陽光，俗稱向「陽」，陰經大部分布於手足內側，俗稱向「陰」。當人體飲食後，經胃腸吸收、精氣蒸發上升至肺，由肺始，如表一經遇十二正經後，營養五臟六腑及肢骸。

十二經脈，內始於腑臟，外終於支節。陰經屬臟絡腑、陽經屬腑絡臟，行經手腳，各有陰、陽三經，即手腳各有六條陰陽經，總計十二條經，合稱十二正經。它們分別被命名為手太陰肺經、手陽明大腸經、手厥陰心包經、手少陽三焦經、手少陰心經、手太陽小腸經及足太陰脾經、足厥陰肝經、足陽明胃經、足少陽膽經、足太陽膀胱經、足少陰腎經。

由其經脈名字，可知其大約位置及功能，如手太陽小腸經，知其沿手分布，在人體「外側」（以立正時之狀態區分內外側。向「陽」部分，它與小腸之「消化主動」功能有關，若其不通暢會導致小腸相關之病變，它又經過眼睛，故與眼病有關。足少陰腎經沿腳部分布，在足之內側向陰部分，除與腎之「過濾」被動功能有關外，若其功能不彰、氣血阻塞、亦會導至腎臟相關之病變。

但中醫之腎臟與西醫之腎臟稍有不同，中醫所謂的腎臟兼含「副腎」（腎上

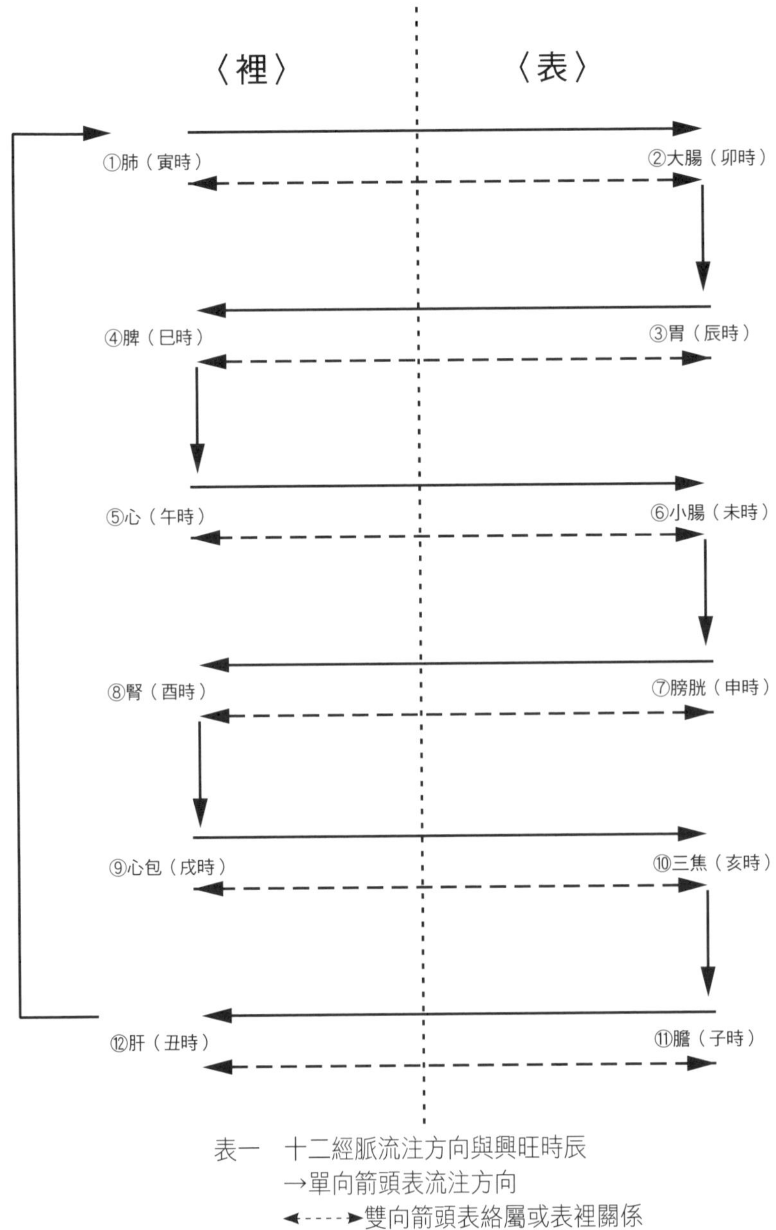


表一　十二經脈流注方向與興旺時辰
→單向箭頭表流注方向
←----→雙向箭頭表絡屬或表裡關係

腺），是指廣義的腎，並包含性與生殖等機能，所以如果一個人「敗腎」，他就必須尋求足少陰腎經之穴位來加以治療。

## ◎十二經

十二經為了方便起見，又被簡稱為肺經、大腸經、心包經、三焦經、心經、小腸經、脾經、肝經、膽經、膀胱經、腎經。

它們的起源點、主要走向及終點如圖八所示。

十二經每天周而復始、往復循環一天達五十週。並依各時辰而有所興旺（如表一）例如肺經旺於寅時，即凌晨三時至五時。

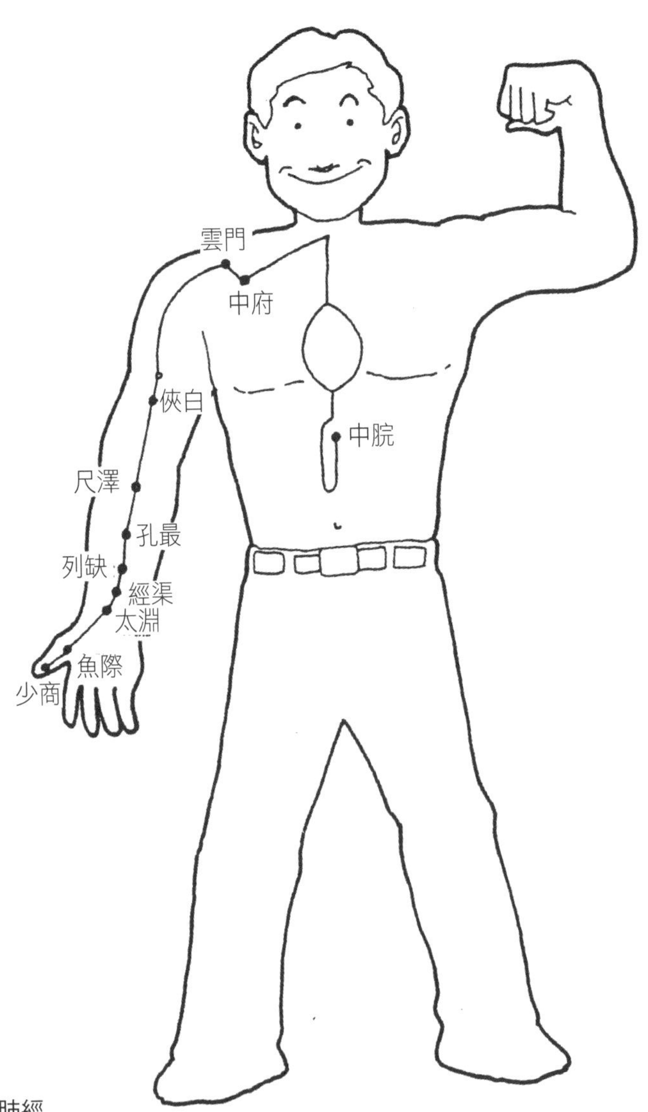


**圖八－①肺經**

由胸部之肺始，上達食道、橫出胸腋，沿手臂而下，自抵大拇指甲旁內後側凹點「少商穴」止。反射呼吸系統包括肺病、鼻病、喉炎的痛感，可治氣喘咳嗽、咽喉腫痛、肺結核。

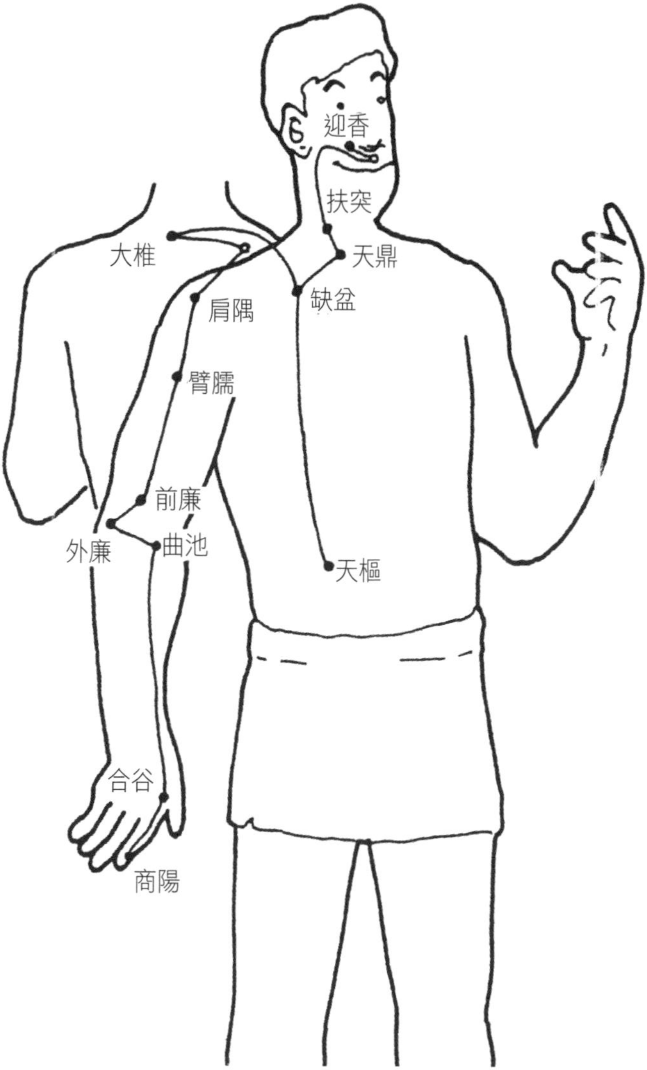

**圖八－②大腸經**

由食指甲旁外後側之「商陽穴」始，沿手臂直上至肩部轉至後頸項、再回前胸一分為二，一至鼻孔旁側、另一直下胸腹至大腸。反射大腸炎、頭痛、牙痛的痛感，主治腹瀉、便祕、牙痛、頭痛。

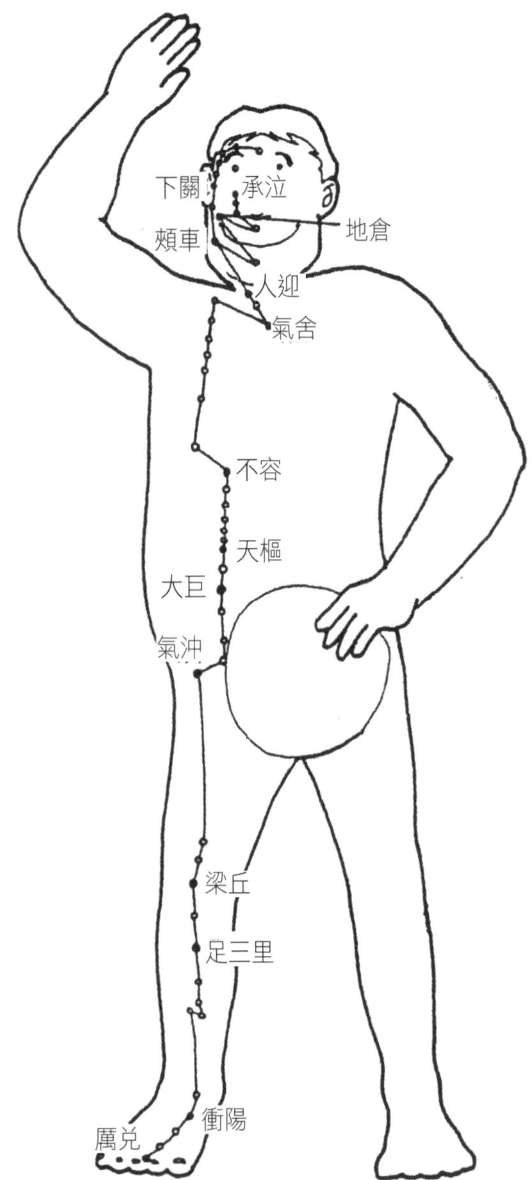


**圖八－③胃經**

承接大腸經之氣血，其中一支沿面部而上頭頂、另一分支沿胸腹直下腿足，至次趾甲外後側凹點之「厲兌穴」止，再流注於脾經。反射胃病失眠、消化不良的痛感，主治胃病、胃潰瘍、失眠等。

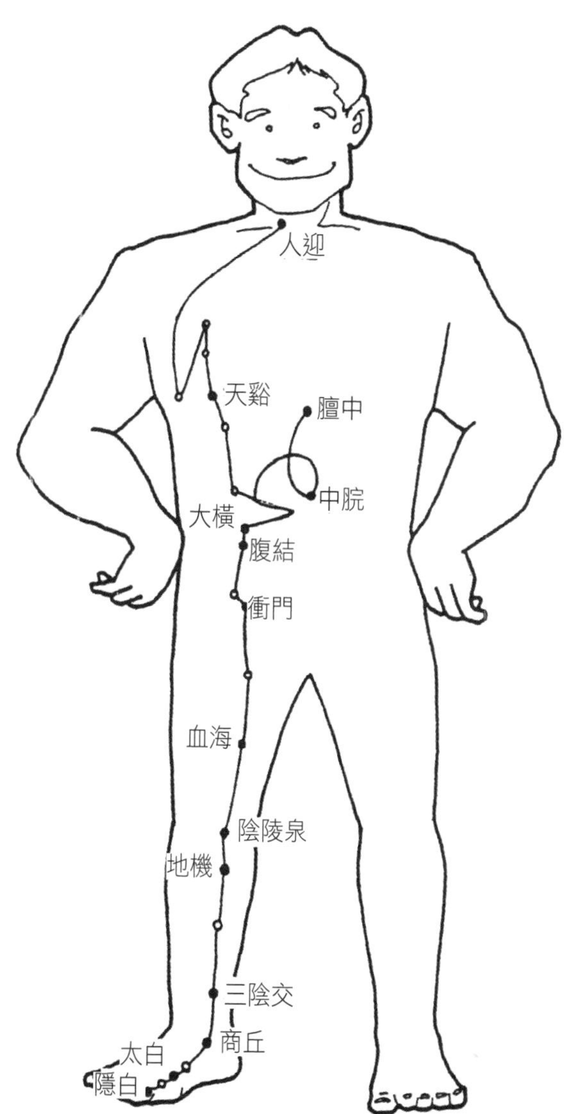


圖八－④脾經

始於大足趾甲旁後側凹點之「隱白穴」，沿大腿內側上行、經過膝蓋、其中一支到達胰臟、再流注心中轉入心經；另一支則沿胸部到達腋下後再往上至頸部。反射胰病變（例如糖尿病）及氣血毛病之痛感，主治糖尿病、脾氣大、痛經及各類失血。

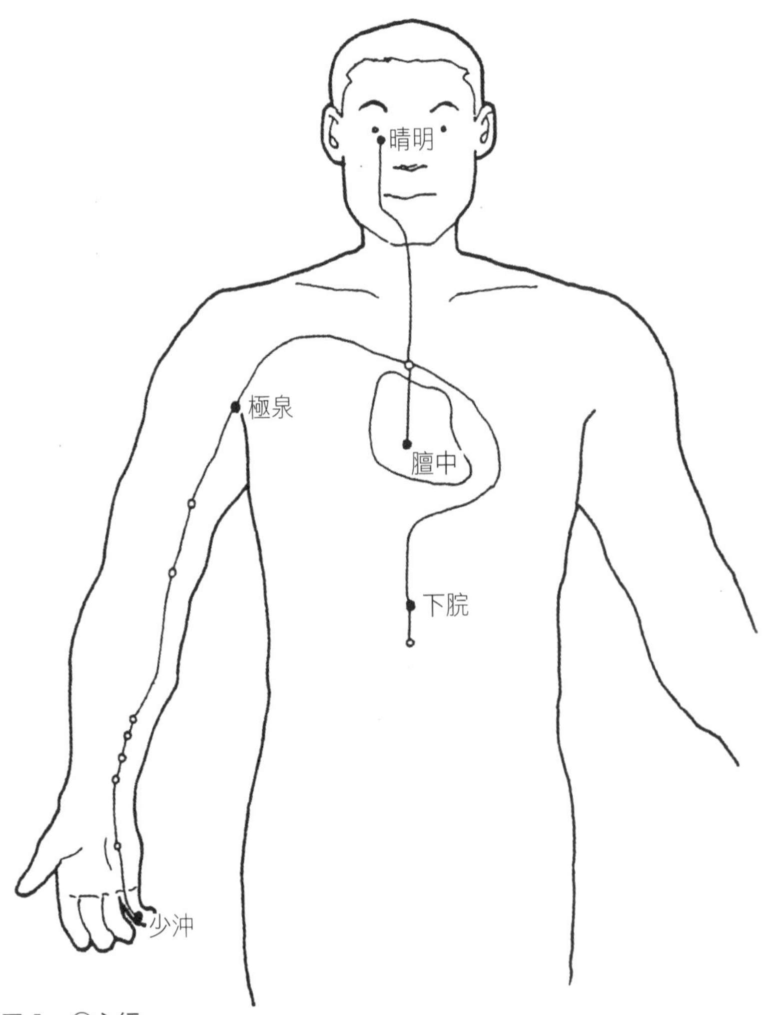


**圖八－⑤心經**

起於心中、上行至肺，其一橫出腋窩，沿手臂下行，直達手小指甲旁後側凹點之「少沖穴」止，另一沿胸部直下達陰交。反射心臟系統疾病、顏面神經痛的痛感，主治心悸、心痛、心煩、顏面神經痛。

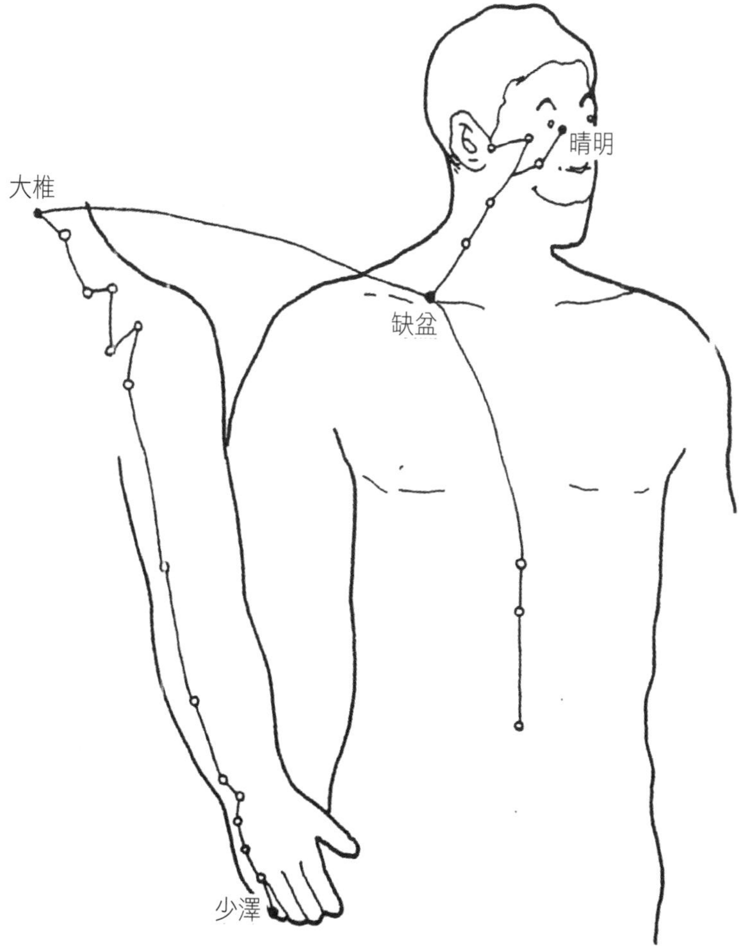

大椎

晴明

缺盆

少澤

**圖八－⑥小腸經**

由小指指甲底部旁外側凹點之「少澤穴」、沿手臂外側後緣直上到頸部分為二，一沿食道、胸腹至小腸，另一則沿頸而上至臉部再細分為二，一至耳、另一則折至眼鼻樑側。反射小腸及眼部疾病的痛感，主治小腸炎、白內障等眼疾。

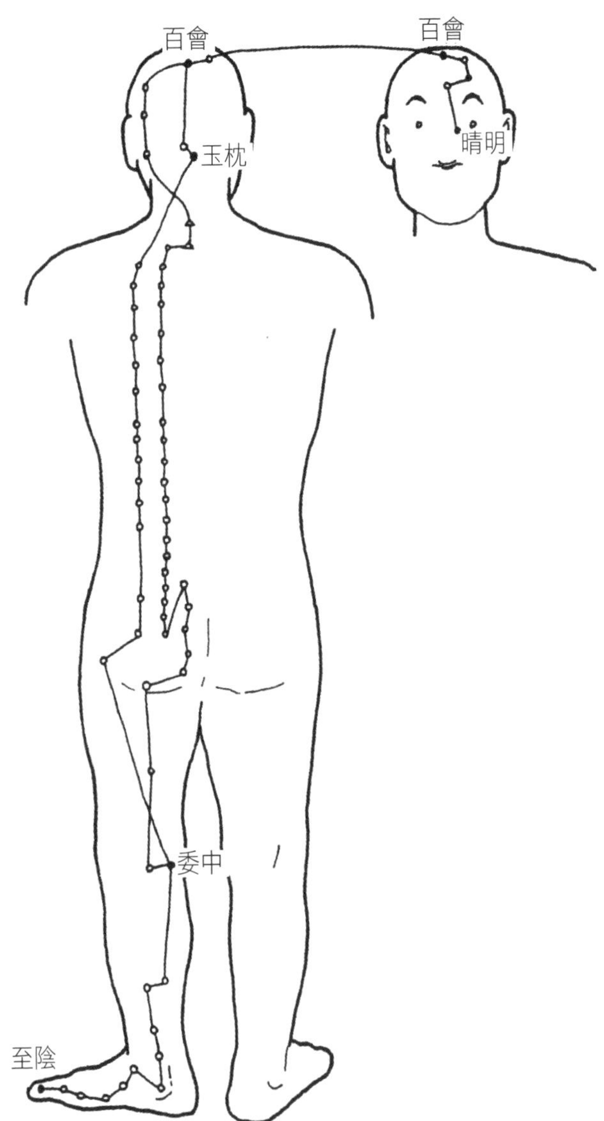


圖八－⑦膀胱經

由眼角始，上行至頭部後再一分為二，沿脊椎骨之側下大腿至委中穴再下小腿直至小足趾甲旁外側凹點之「至陰穴」止。反射腎臟、膀胱病變之痛感，主治膀胱無力、敗腎。

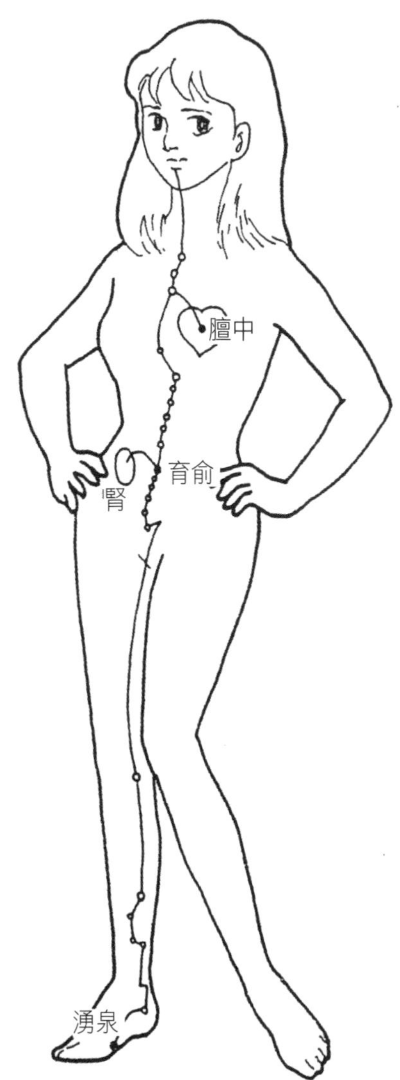


圖八－⑧腎經

由腳底前掌心下凹處之「湧泉穴」沿腿內側上升於肺、其一沿胸部下至心中之膻中穴，再轉注心包經；另一沿頸而上達舌根部。反射生殖系統疾病的痛感，主治生殖系統病變包括淋病、陰部痛、婦科病及敗腎、性激素缺乏等，另一說法為起源點在足第三趾外側神力穴。

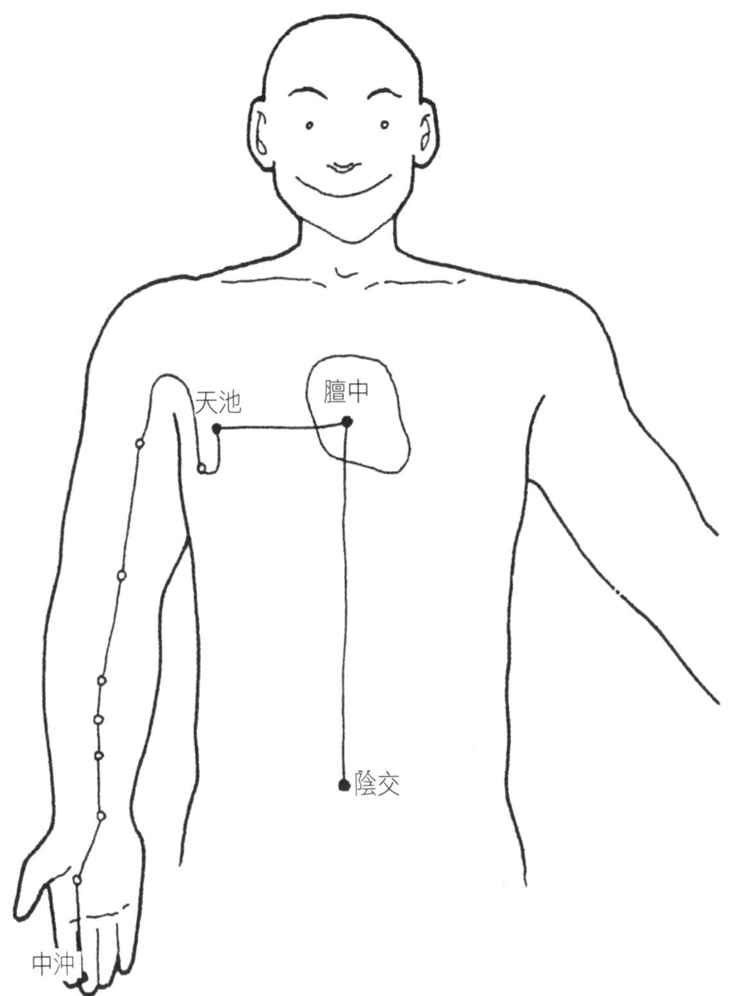


**圖八－⑨心包經**

起於胸中，下穿橫膈膜、聯絡三焦，另一支出之脈，上行腋下後，沿手臂中線至中指甲旁後側凹之「中沖穴」止，此支脈在手掌中另分支流注於陰交穴。反射心臟病的痛感，主治心悸、心痛、心跳快速及高低血壓。

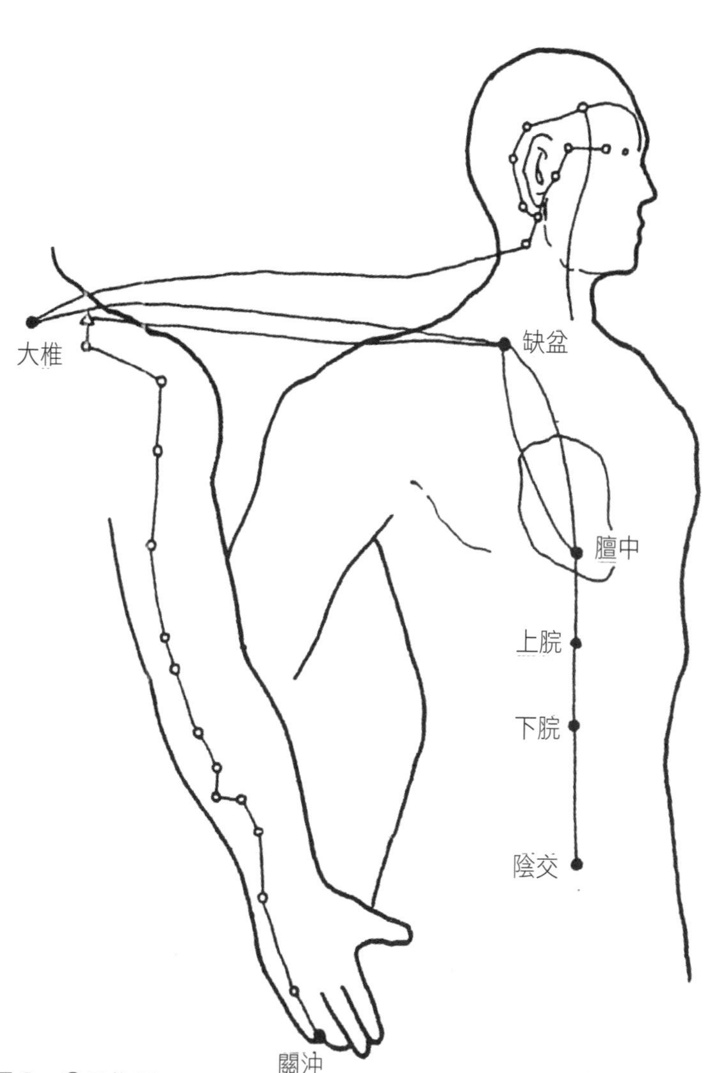


**圖八－⑩三焦經**

始於無名指甲旁外後側凹點之「關沖穴」，沿手臂、肩、頸項、耳後、耳前再接膽經。反射眼、耳、鼻喉病、神經痛之痛感，主治感冒、喉嚨痛、咳嗽、眼疾、耳聾、神經痛。

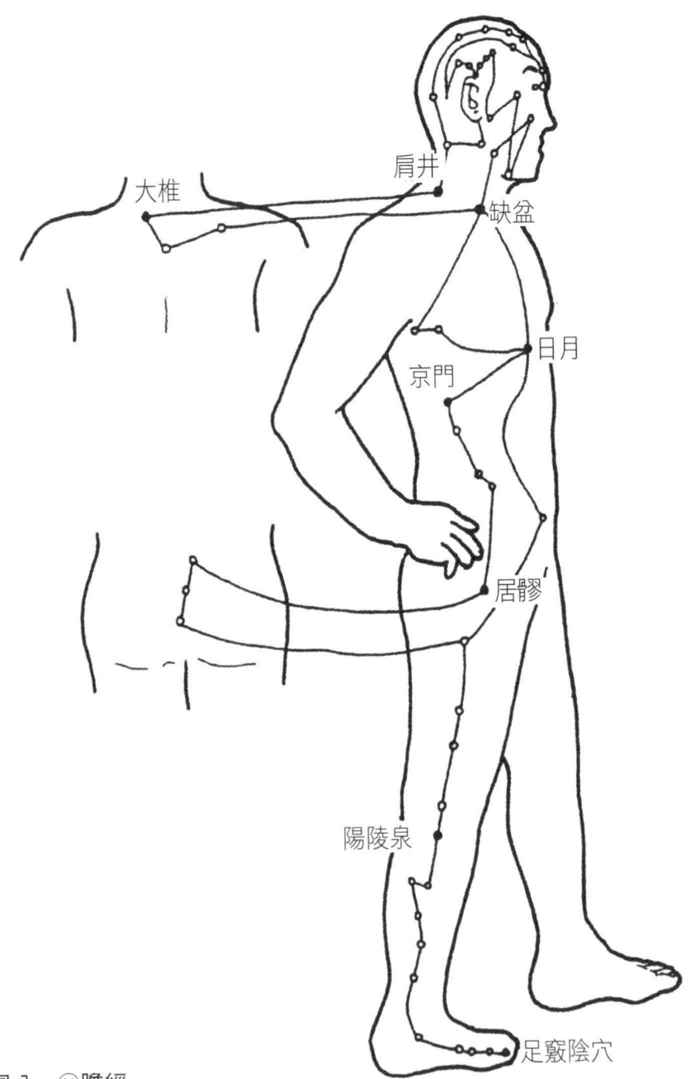


**圖八－⑪膽經**

由眼睛旁之睛明穴起，沿臉下耳轉至頭部，再下肩部轉至大椎後回前胸入肋骨再下達膽腑、沿胯股而下，至足第四趾甲外旁後側凹點之「足竅陰穴」止，反射眼疾、顏面神經痛、膽病之痛感，主治黃疸、顏面神經痛、眼疾。

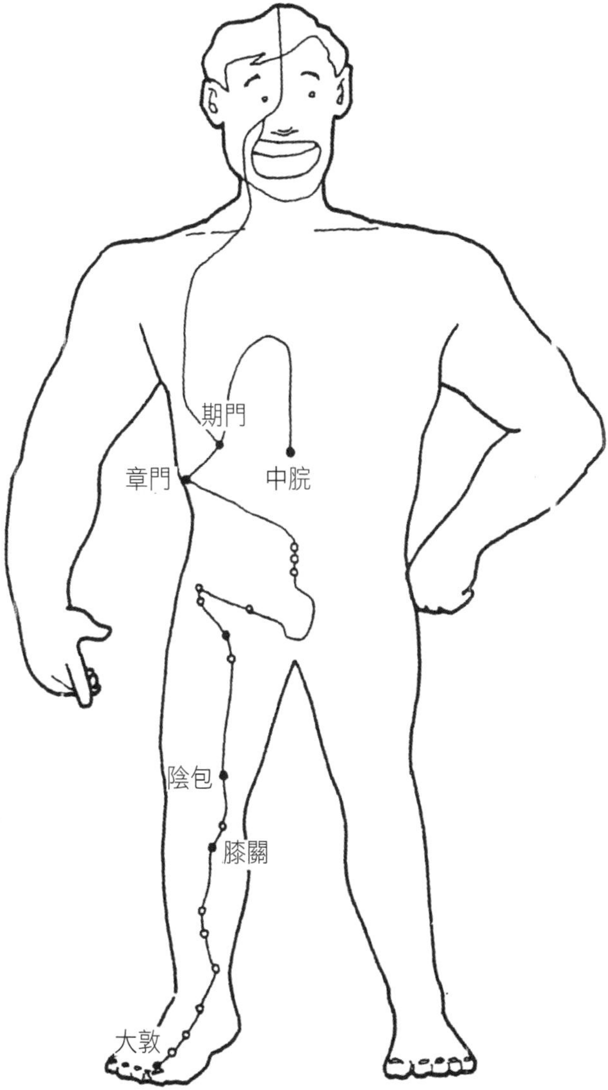

期門
章門
中脘
陰包
膝關
大敦

圖八－⑫肝經

自大足趾甲外後側凹點之「大敦穴」沿足、腿、陰部、肋骨尖端一分為二，其一沿頸上頭部，另支則轉於肺經。反射肝病、頭痛、陰部痛之痛感，主治肝病、頭痛、月經失調。

## ◎八脈

十二經外另有八脈，乃指任脈、督脈、沖（衝）、帶脈、陽維脈、陰維脈、陽蹻脈、陰蹻脈。其中較重要者為任督二脈及帶脈，任脈督導全身六陰經、督脈督導全身六陽經，任督兩脈皆沿身體中線分布。

任脈之「任」字，指人體陰脈之總任（統理）也；「督」者，人體陽脈之總督也。陰陽必相交，下則交於膀胱與肛門中間之「會陰穴」，上則交於唇間。

督脈由會陰穴始，沿著脊背上升至頭頂百會穴再下顏面至「人中穴」止，再轉至上唇內側（人中穴後側）與任脈相會（見圖九）；任脈自唇內側之齦交穴起，沿腹部中線直下至會陰穴止（見圖十）。

另有帶脈者，乃沿腰圍繞行一周，狀如皮帶，又與女子「白帶」有關，故稱帶脈，主司（副）腎功能。

其它較為人忽視，主司聯繫或特殊功能者有沖脈及維脈、蹻脈。

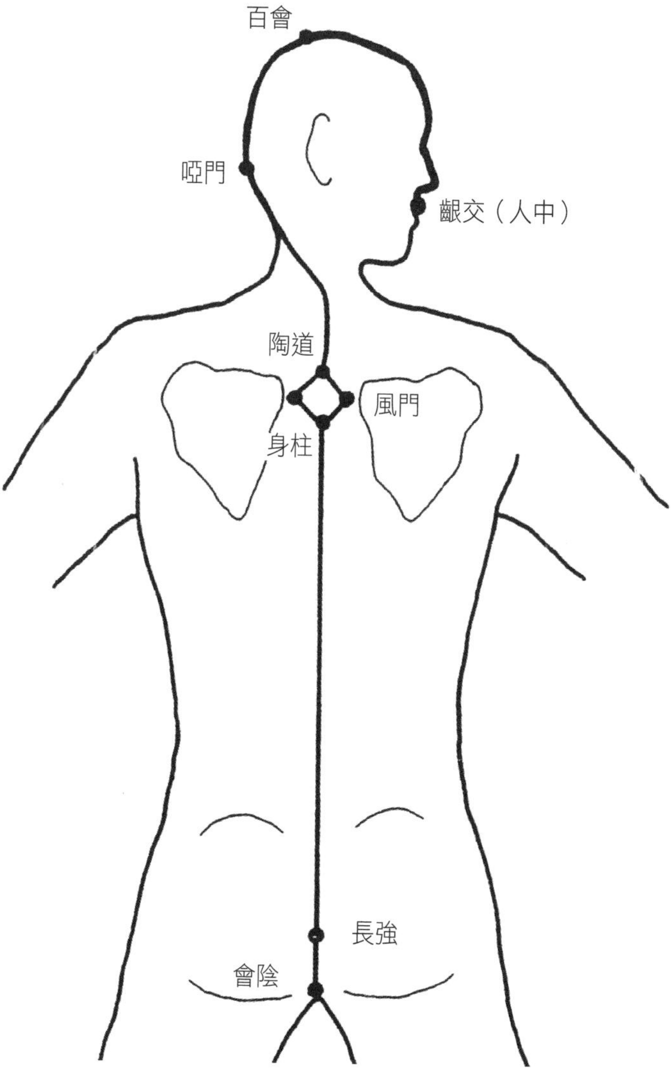

百會
啞門
齦交（人中）
陶道
風門
身柱
長強
會陰

圖九　督脈及人中井穴

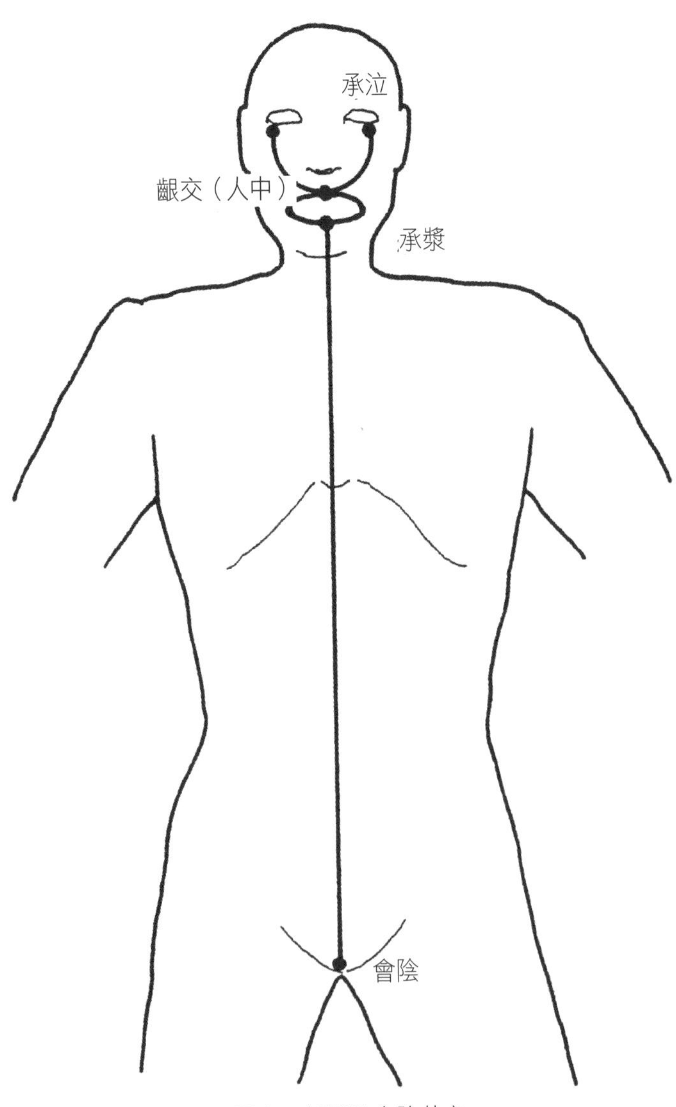


圖十　任脈及會陰井穴

沖脈起於胞中（卵巢或睪丸所在處），至會陰，沿臍上行，至胸中而散開，俗稱「氣街」，乃人氣匯集之「街道」，另與任脈合稱太沖脈。

陰維脈沿著人體足內側上行，維繫全身陰血；陽維脈循足外側上行，維繫全身陽血。陽蹻脈起於足後根，上行人於頭部之風池穴，主司人體之步行舉足；陰蹻脈起於足內踝，上行至咽喉。

蹻者，「橋」也，即「橋梁、溝通」之義，陰經是經由陰蹻經相交、陽經則經由陽蹻經相交。

至於經脈的重要性，我們則可由《靈樞經》上所謂：「所以決生死、去百病、調虛實，不可不通。」而見諸一斑。所以在氣功學上常談論的一個重點就是「打通任督二脈」。讀者可經由禪臥功法去疏理及打通經脈。

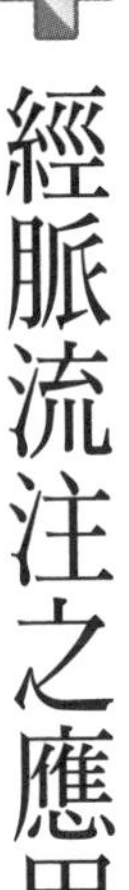

# 經脈流注之應用

在實際應用上，早上三時至五時肺經氣血最旺，故最宜練氣功。相對地，由於此時肺活量較大，病人較易因缺氧導致腦死，故據統計，寅時死亡人數最多，若在照顧病人時，特別要注意寅時之突發狀況。

在早上五至七時經過大腸經之興旺氣血吸納整理廢物後，在七時左右，排泄物積聚肛門，此時最易有便意，也最適宜大解。所以為了身體健康，也該養成早上七時許大解之習慣。

七時至九時是胃經氣血最旺盛時期，若無食用食物，則胃所分泌之胃酸將磨蝕胃壁，故夜生活或不吃早餐的人，胃機能都不佳。為了健康，早餐一定要吃・而且應以胃的主要消化食物澱粉為主，故早餐宜吃稀飯或豆漿，少吃肉品.

九時至十一時是脾經最興旺時辰，故此時氣血、精神最旺盛，最適宜讀書、研究。但此時脾氣亦最大，常常口乾舌燥之人，最好不要於此時會客，以免亂發脾氣而誤了生意。

十一時至十三時為心經最旺盛期，此時心火最旺，故心臟不佳之人宜午睡•除可去心火外並可強心。由於接下來的氣血通往小腸經，小腸主養分之吸納，故中餐可吃得豐盛些。

十三時至十五時乃小腸經最旺盛期，由於氣血齊聚於腸，頭部缺氧，最昏沈，重要決策千萬勿於此時定案，十二時半左右吃午餐是最佳時刻。

十五時至十七時是膀胱經最旺時期，故此時最易有尿意。膀胱無力者勿於此時演講，否則若講至一半突覺尿脹膀胱，那可真是掃興。但若常在此時辰墊腳根灑尿由於刺激了至陰穴，可強化膀胱，至頻尿及強化泌尿及生殖系統。

十七時至十九時為腎經最旺盛時期，故黃昏入夜時，人的性欲最強，性能力最佳，早洩或敗腎患者可選擇於此時辰做愛。

十九時至二十一時，心包經最旺，患有心悸或高低血壓患者在此時最易發作。切記發作時，宜急按壓心包經之井穴：中沖穴，或者任脈之井穴：人中穴，並使心跳恢復正常。如伴有心絞痛則須再壓尾指按心經之少沖穴。

二十一時至二十三時為三焦經氣血最旺，感冒患者此時若能打禪且以心眼凝視喉結，可收宏大功效。

二十三時至凌晨二時為膽經、肝經最旺盛時辰，解毒功能最強，故此時宜在睡眠態，讓激素分泌及細胞再生。而且經此時辰去除毒素後，妳會覺得一覺醒來，神清氣爽，此時口中的臭味（經肝分解之毒素由口排出）乃一天內最重的時刻，故早起一定要刷牙。

而由於大腸經通過合谷穴（虎口處），亦到達牙齒，故牙痛病患可按住合谷穴・十分鐘內必可減輕或止住病痛。

此外，小腸經亦通過眼睛與鼻樑交會之睛明穴，故按摩睛明穴可強化視力，而小腸經之井穴為少澤穴，故少澤穴瀉血可治白內障。此二穴每天刺激三十分鐘，三個月後可減少近視約五十度。

又當人無精打采時，可壓按湧泉穴十分鐘，必可湧出大量生命泉水，精神百倍：但若失眠時，按壓此穴十分鐘，則又能令身體產生暖意而入睡。

膀胱經通過背部十二臟腑之俞穴後到達頭頂之百會穴，故頭痛時若因十二臟腑病變所引起，按摩百會穴亦可消除之。

# 井穴治病穴位點

井穴，即陰陽經脈（包括任督二脈）之起源穴位或終點穴位，即穴「井」之意。按十二經脈循行路徑，它們分別是肺經的少商穴（終點）、大腸經之商陽穴（始點）、胃經之厲兌穴（終點）、脾經之隱白穴（始點）、心經之少沖穴（終點）、小腸經之少澤穴（始點）、膀胱經之至陰穴（終點）、腎經之湧泉穴：另一認為三趾旁神力穴（始點）、心包經之中沖穴（終點）、三焦經之關沖穴（始點）、膽經之足竅陰穴（終點）及肝經之大敦穴（始點）。圖十一為分布於手之井穴位置圖，圖十二則為分布於腳之井穴位置圖。

人中穴乃位於鼻下唇上之凹槽處，齦交穴則位於上唇後背之相對位置，使用人中八成齦交穴做井穴治療時，其效果是相當的。由於人中穴較為人所熟知，故人中穴可視為任脈之井穴。而會陰穴則為任督二脈之始（終）點，故會陰穴亦可規為任脈之井穴。因為會陰穴乃諸「陰」經之交「會」也，放在系統上通常將其列屬任脈而非督脈，另外任脈乃「任管」諸陰脈，而督脈乃「督導」諸陽脈。

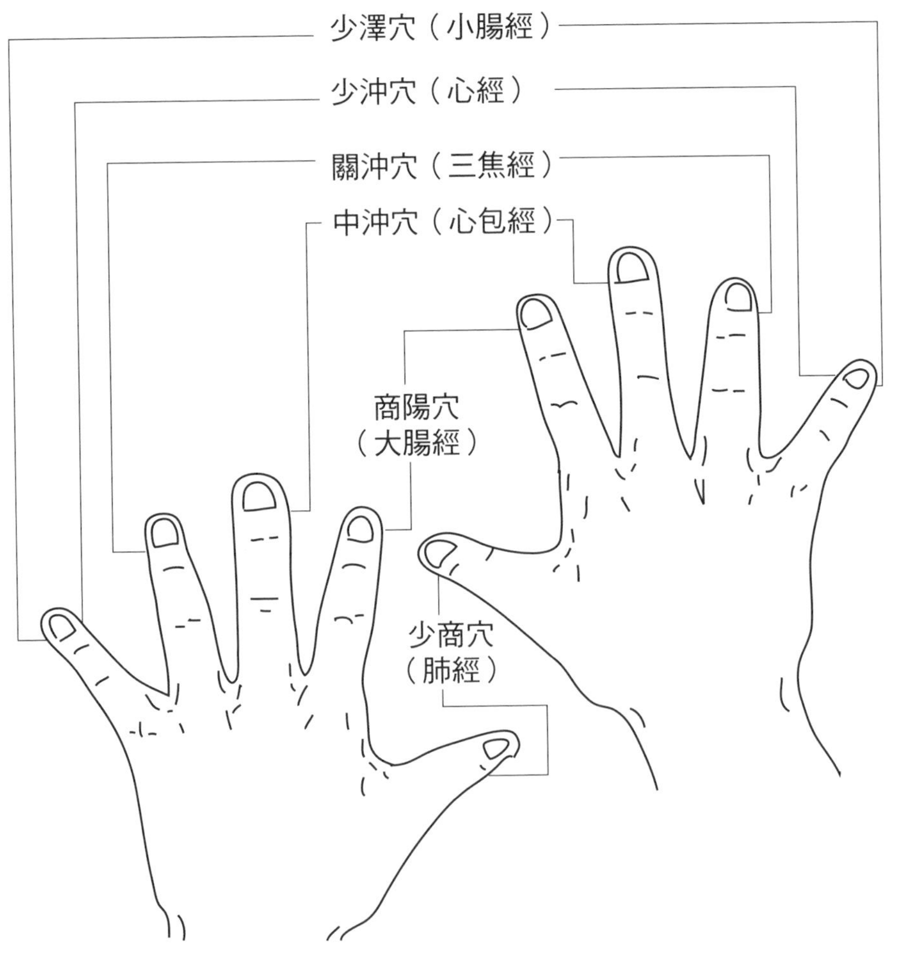


圖十一　手井穴圖

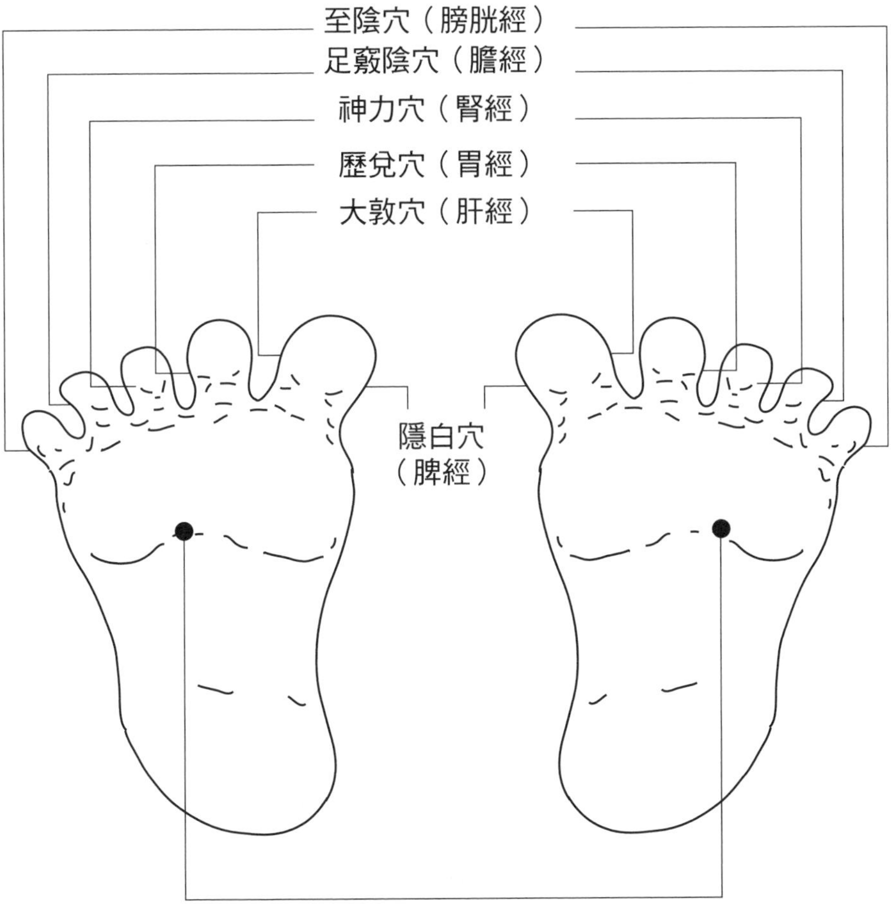

至陰穴（膀胱經）

足竅陰穴（膽經）

神力穴（腎經）

歷兌穴（胃經）

大敦穴（肝經）

隱白穴
（脾經）

圖十二　足井穴圖：腎經井穴有二說，一為湧泉，一為神力。

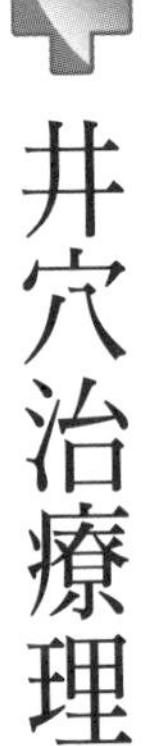

# 井穴治療理論

由於經絡乃是聯結六臟六腑之氣血通道，而諸多氣血通道的交點處即為穴位（道）處，其物理特性就猶如電路學網路上各零件之相交點：「節點」一樣。節點上有來自各源流的電流，亦有最低的電阻值，若改變節點上各零件之阻值，則會影響整個系統的電流與電壓變化。如果該系統是個自動化系統，在感測器上一定會感知這變化，而將該變化送回「反饋」（輸出端送一信號回到輸入端稱為反饋）回路，此時系統會自動發揮調整的功能，而使其恢復正常之設定狀態。

同理，若當臟腑的功能異常，或其電阻抗（氣血道之曲度、寬窄等）發生變化時，匯流於穴節點上的人體生物電流也會發生變化。透過神經網路，此變化訊息會傳遞至人腦中樞神經，感測到痛覺，並發出異常信號，進而在相關經絡上傳遞。由於穴位恰位於交點，故會偵測感知並且潛藏著這信號。因此當生病時，若壓按該處會出現痛感。且若此時在相關穴位加以針刺、艾燒、指壓、按摩、意守、貼絆，或與細胞對話，產生「反饋」信號，人體就開始自動調整內分泌或細胞修補等工作。

由於人體穴位繁多，位置遍布全身，記憶、尋覓不便，而所有的井穴正是經絡的井源。且更妙之處在於它們皆分布於手指、足趾的旁端或身體上十分特出顯眼的部位（指湧泉穴）。猶如電視面板上之明顯部分，設有各種調整鈕，以控制其彩度、音量、明度、接收電台等功能。當人以手調整或以波能搖控時，電視機會改變接收狀態。此外，它也潛藏著各種微調旋鈕於表面或內部，以修正電子零件的些許不良、損傷或數值上之些許變化（但需在容許之誤差範圍內）。

同理，只要找到人體微調旋鈕，即可隨時做修補調整之工作。而「井穴」就是人體潛能的微調旋鈕，井穴療法就是人體微調治病法。

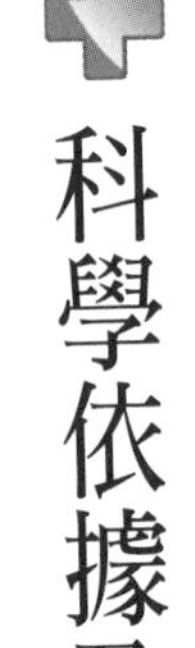

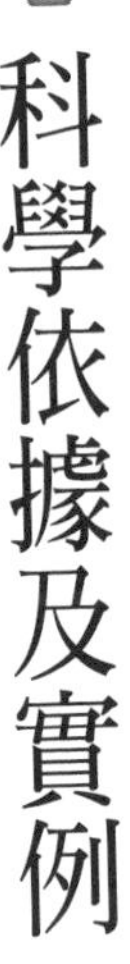

# 科學依據及實例

英國的生理學家亨利赫特實驗證實，當人體組織及內臟異常時，會透過與脊髓、腦部有密切關聯的神經而引起肌肉及皮膚上的各種變化。

各種科學實驗也已證實，在身體表面的某部位給予刺激，刺激即會傳至脊髓或腦神經中樞，並由該處再反射至相關的內臟或其它組織，產生各種知覺運動，且心肺氣血等循環系統及內分泌都會隨之發生變化。此即以針灸、艾燒、意守、按摩、貼絆、熱吹（熨）法來治病之理論基礎。

古籍即有「十井穴瀉血以治中風」的記載。今之醫書更不乏有諸如「針灸少商穴以治療或急救哮喘等肺部病變」的實例報告及記載，壓按「中沖穴或少沖穴」的急救心臟病痛亦為人所熟知，壓按湧泉穴可強腎健身、湧出生命之泉、兼可治冷症及性冷感也在術士間流傳著。

當人脾氣大易怒、虛火上升導致口乾舌燥時，壓按隱白穴十分鐘立刻可人「心涼脾拓開（台諺）、心平氣和。」更是容易生氣的人所必須熟記的技巧，因為生氣除傷身外，也會導致人際關係的惡化，為智者所不取。

此外，若人體發生病變，在其相關屬的經絡穴位上（尤其是井穴）壓按或摩擦會偵測到痛感也被廣泛地記載下來。只是並不見得每個中醫師用的都是井穴，療效沒有十分迅速及明確罷了。井穴療法，其實只是中醫上「穴道治病」的菁華，不是我的發明，是人體的潛能發現。

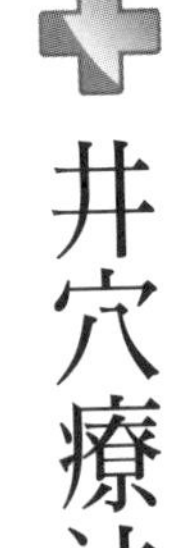

# 井穴療法

讀者可先依照染患病變的種類將之歸類，以找出是哪個經絡系統故障。如心痛屬心系（經），喉痛屬三焦系之上焦，肝病屬肝系；脾氣大、糖尿病、痛經等屬脾經（中醫上之脾乃是氣血生化之源，應是西醫之胰臟）；胃病屬胃系，或者依以下章節找出對應之井穴。此時可先以手指試壓之，由於井穴屬最敏感的反射點，故輕按之即會發覺有痛感，而且病變處（如胃腸等）也連動的出現痠、刺或痛感，那表示你找對了點。同時痛感的程度，也與病情的輕重成正比。

另外，臟腑本身有左右側，故反射井穴亦有可能在左右手足。而且臟腑本身具系統性，一邊病變通常也會導至另一邊病變，而兼有左右反射點，故請左右一起壓按試之，通常一邊會較痛，一邊較不痛。

如果你不知身體的哪種器官病變，只覺不舒服，只要試著以手指立刻輕按十個指頭及趾頭的兩後側凹陷處，必可發現十二個井穴中至少有一個出現痛感（若諸病纏身，則會有數個反射井穴點出現痛感），你就找對了身體潛藏的治病點，然後再選擇下列所介紹的其中一種方法實施。

漸漸地壓痛感（壓按處及相關臟腑）會逐漸增加至峰點再減弱，而疾病也會逐漸減弱或消失。候如果是初發症（如拉肚子或頭痛等），二十分鐘足矣；如果是如肝病、胃痛等屬經年累月所積之病變，則需長期為之（肝病約需一個月），但不限時辰及次數。除非你已病人膏肓，需動手術更換臟腑，否則隨著時間過去，當你再度偵測井穴點時，你將會發覺壓痛感已逐漸減弱或消失，疾病也減輕或痊癒了。

在上篇已介紹穴道療法，針對井穴，此處再詳細敘之如下：

**◎意守法：**所謂意守法即是把意念「安放」於病痛之相關井穴點上。由於意守法最容易在分心下失去功效，故需在放鬆、安靜、自然下為之，當然最好是在禪坐或禪臥下意守井穴點。如病起突然，無適當地點可坐禪，可如下為之：閉眼後雙手合十、自然挺立、雙腳挺直、將心念附著於相關井穴上，也就是以「心眼」觀想該處。

**◎指壓法：**指壓法為最簡便的方法，即以自己或他人的手指壓按病痛井穴點。由於壓按時井穴會產生刺痛感（不同於那種由於大力壓按所產生之壓迫痛感）並反射至相關臟腑，作法上可採用拇指與食指同時壓按相關井穴的指甲兩側。

**◎拇指側揉法：**由於肺主導呼吸，而拇指甲旁內側的少商穴經科學實驗證實亦是人體氣場輸出最強之處，由於其為肺經之井穴，故若肺系統病變，患者可以兩拇指旁側少商穴對揉的方式夾治療病痛。（若你扮演的是醫生角色，就以自己的拇指旁側去摩擦患者之少商穴。）其他系統病變，就以拇指旁側揉摩相關井穴即可自我治病，由於此法兼具氣療法，故療效較佳。

**◎針刺法：**在市面上可以買到用來針刺之毫針。此種針較細，故稱毫針。又經殺菌處理，是屬無菌針。患者可對相關經絡之井穴刺入毫針，三四分鐘後捻轉毫針三四次即可。

◎艾燒法：將艾草製成艾絨（亦有製成棒狀者），放在井穴旁點火燃燒，此種熱能將由井穴傳至腦中樞而治病，但由於怕燙傷，較少採用。亦有以香煙代替艾草者，因為基本上它是要以熱能透過井穴來治病，所以也有採用熱（水）敷法者。

◎氣輸法：對於一些練有氣功者或本身氣感較強者可對患者採用氣輸法：運氣於手掌心或拇指，然後將手掌心或拇指靠近患者穴道約半公分處，此乃藉氣能透過井穴傳導療病信號。施行者本身氣感是否較強可做下法判斷：將雙掌靠近相對豎立，雙掌快速前後移動，若覺兩掌之間有一甚大之氣場吸力者乃氣強者，則可採用氣輸法。

◎與細胞對話法：找出井穴，攤開相關之手指或腳趾，然後將無關的那隻手掌豎起（例如瀉肚反射痛感在右手之小腸經少澤穴處則豎起左手），置於井穴旁，前後移動手掌，然後與自己的細胞對話：「消除病痛，回復從前健康。」連續唸十分鐘，即可見效。此乃以意氣傳達療病訊息。

此外，意守法及與細胞對話法除可針對井穴為之外，亦可針對病患處為之。

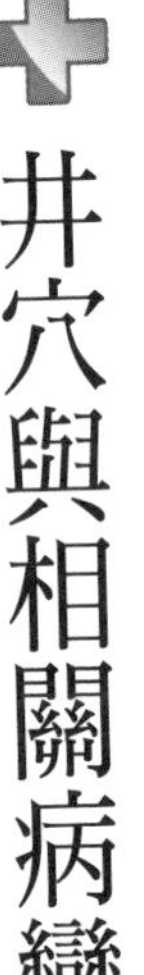

# 井穴與相關病變

為了方便讀者更容易以實驗來檢驗真理，僅列出井穴位置與相關病變以供參考：

◎**少商穴**：大拇指內旁後側凹陷處。肺經井穴，主治肺系毛病，諸如肺病、鼻炎（流鼻涕）、哮喘、呼吸微弱、窒息、缺氧昏迷、感冒。如感冒症狀除流鼻涕外併發喉痛咳嗽，則需兼按摩三焦經之關沖穴。也就是說，感冒時只流鼻涕則只按少商穴，如扁桃腺發炎則須兼按關沖穴。

◎**商陽穴**：食指指甲旁後側凹陷處，靠大拇指邊。大腸經井穴，主治大腸炎、便祕。如係腹痛，須先比較少澤穴（小腸系井穴）之痛感以找到正確井穴。拉肚子是少澤、便祕是商陽。

**◎中沖穴**：中指甲旁靠食指旁後側凹陷處。心包經井穴，主治心痛、心煩、心病、目黃、狂笑、掌心炎熱、腋窩腫脹及高低血壓。如係心痛，請一併測試心經井穴少沖穴。

**◎關沖穴**：無名指甲外旁後側凹陷處。三焦經井穴，主治感冒發燒、喉痛、咳嗽、頭痛等上焦病變，亦可治頸椎變形。

**◎少沖穴**：小指指甲內後側凹陷處。為心經井穴，主治心跳太快（心悸）、心病。心臟病發時可迅速壓按此穴，如係心悸，可兼試督脈井穴人中穴，必有一穴位可獲速效，使心跳恢復正常。

**◎少澤穴**：小指甲外旁後側凹陷處。小腸經井穴，可治小腸炎（腹瀉）。由於此經亦上行至眼角旁之睛明穴，亦可用來治白內障。此時若採針刺少澤穴（不必用毫針）見血數滴，療效更顯著。

**◎隱白穴**：腳拇趾內後側凹陷處。脾經井穴，治脾氣不佳、焦慮、緊張、暴燥、腳冰冷、口乾舌燥。因脾管氣血生化，故亦可治失血病：如咳血、吐血、鼻出血、胃出血、子宮出血、直腸出血等出血症。另可治糖尿病及痛經。

◎**大敦穴**：腳拇趾外後側凹陷處。肝經井穴，可治療肝病及夜尿（肝腎功能不佳），因其經大腿內側，故亦可治大腿內側之疼痛。

◎**厲兌穴**：腳次趾外旁後側凹陷處。胃經井穴，可治胃病、胃痛、消化不良，由於胃主消化，若功能不佳會導至血醣（血中葡萄糖）濃度不足而引起失眠症（睡眠時，人腦部仍在學習記憶白天所經歷之事，而葡萄糖是腦部細胞能用的惟一種營養，導至胃病者常失眠），故此穴亦可兼治失眠。筆者母親就是典型例子。

◎**足竅陰穴**：足第四趾甲外旁後側凹陷處。膽經井穴，可治膽囊疾病（患者音調高昂、眼中無光采、吐酸苦之黃水、舌苔黃膩、面無光采。）因為此經脈通過身體側面亦可治身側痛感，膽囊乃儲肝所分泌之膽汁、解毒兼消化，亦與血醣濃度有關。若膽經病變亦會引起失眠，故此穴亦可治失眠。

◎**至陰穴**：足小趾外旁後側凹陷處。膀胱經井穴，主治膀脫無力、小便不暢、夜尿、失眠（夜尿會導致失眠）。由於此經通過身體背部各臟腑之俞穴，俗曰：

「新病求之俞。」故亦可能導致其它毛病。若你在其它井穴找不到疼痛之反射穴點，可一試此穴。俗話說的好：「墊腳跟小便可強腎。」乃因墊腳跟時刺激了至陰穴之故。

**◎湧泉穴**：它位於足底前掌拱起之凹陷處（踡足時）。乃腎經井穴（另一說為中趾旁之神力穴），可治手足冰冷之失眠、腎虛、婦科疾病。

由於睡眠相當重要，卻又可能由胃、膽、肝、膀胱等經病變而引起失眠，故失眠時請將各井穴先捏按一次，以確定正確反射井穴，即反射痛感最大之穴位點。

此外頭痛亦起因複雜，如係臟腑病變引起，則須將十二井穴全部捏按後方可以確定是那一經脈病變所引起，再採取井穴療法。

**◎人中穴**：人中穴可視為督脈之井穴，它可復始人體一切不正常之脈動，包括暈車（船、飛機）抽筋、熱痙攣、羊癲瘋、馬上風、昏眩、心頻快速、出血。當你面臨上述狀況時迅速急按此人中穴，注意此時只適宜壓按法，因須搶時效。亦即是，人中穴可復始「氣神」。

◎**會陰穴**：會陰穴可視為任脈之井穴，重按時可避免男子在性興奮臨界時失精，此時精液會反射逆流回膀胱，可防止精失，乃古代避孕法之一。亦即會陰穴可復始「元神」。妙的是，輕撫會陰穴，可激發性欲、治療冷感症。

# 井穴對偶性及應用

對偶，是指彼此互相反襯對應而維持平衡的運作關係。如「手足」對偶、「首尾」對偶、「內外」對偶、「輸人輸出」對偶、「增減」對偶等。下表為井穴之對偶關係。

| 經絡名 | 井穴位置 | 特徵 | 對偶經絡 | 井穴位置 | 特徵 |
|---|---|---|---|---|---|
| 肺經 | 手首指內側 | 氣體輸入 | 膀胱經 | 足尾趾外側 | 液體輸出 |
| 大腸經 | 手首二指內側 | 小腸輸出口 | 膽經 | 足尾二趾外側 | 小腸輸入口 |
| 心包經 | 手中指內側 | 分泌心素減壓，並控制心跳 | 腎經 | 足中趾外側 | 分泌腎素增壓，並控制性能力 |
| 三焦經 | 手尾二指 | 養分流經處 | 胃經 | 足首二趾 | 養分停泊處 |
| 心經 | 手尾指內側 | 動能產生中心 | 肝經 | 足首趾外側 | 廢能處理中心 |
| 小腸經 | 手尾指外側 | 酵素處理中心 | 脾經 | 足首趾內側 | 酵素產生中心 |

由其相關位置及作用表現之對偶性，我們可以更加肯定井穴的相關理論基礎。其應用之一為使用「對偶性」來說明心、腎之對偶功能：「心包」分泌心房利納素，產生減壓效果；「副腎」分泌腎上腺皮質素，產生增壓效果，兩者使人體血壓維持平衡。

同理，中沖穴與湧泉穴常同時有刺痛感，因心包經病變會導致腎經病變，隱白穴與少澤穴也常同時出現刺痛感。故若出現對偶性病變時，須同時治之，並按壓井穴比較其痛感程度，以較痛者為主治之穴位。當某一經絡功能加強時，另一對偶經絡功能也會加強，而使壓痛感逐漸減弱。

於是，你就明白，為什麼有心包經通過的手心勞宮穴可以急救心臟病、安定心神，而足心之湧泉穴則可視需要使你「精神百倍」或「沉沉入睡」了！

# 子午流注與井穴療法

在第一節中曾闡述人體有所謂的「氣血興旺、時辰有別」之生理時鐘。其實萬物都有生理時鐘，地球生物都是二十四小時左右。舉例言，芍藥花於晨七點開花、牽牛花在晨四點開花、夜來香於晚八時開花。人體十二經脈的氣血循行在十二時辰中，亦各有興衰的時候，此即「子午流注」之理論。

在表一中有標出，按十二經循行路線，一條經脈旺一個時辰，也就是說，肺經旺於寅時（晨三時至五時）、大腸經旺於卯時（晨五時至七時）、胃經旺於辰時（晨七時至九時）、脾經旺於巳時（晨九時至十一時）、心經旺於午時（晨十一時至下午一時）、小腸經旺於未時（下午一時至三時）、膀胱經旺於申時（下午三時至五時）、腎經旺於酉時（夜五時至七時）、心包經旺於戌時（夜七時至九時）、三焦經旺於亥時（夜九時至十一時）、膽經旺於子時（夜十一時至晨一時）、肝經旺於丑時（晨一時至三時）。

人體生理時鐘的井穴應用就是，若能在該經興旺時辰實行井穴療法，則可立竿見影，獲至速效。例如在寅時針刺或壓按肺經井穴少商穴，可急救哮喘病；在酉時壓按腎經之湧泉穴，可治手腳冰冷使全身發熱並治敗腎，在申時刺激至陰穴可強化泌尿及生殖系統並治頻尿等疾，以此類推。所以若能將「子午流注」學說用於井穴療法，必可事半功倍。

# 腦中風與井穴瀉血

腦，是我們思想、行動、語言……等的中樞，有如電腦之中央運算單位一樣，它接收身體各感受器傳來的信號後，會發出命令採取應對措施。如果是緊急的，它就會採取所謂的「中斷」模式，做緊急處理。情況就如當智慧型大樓的感測器接受到「火煙」信號時，會自動切斷電源，並做「火警」緊急處理一樣。

當臟腑異常或受傷害，因外力而導致腦細胞缺氧時，就產生所謂的「腦中風」。由於葡萄糖是腦細胞能用的惟一養分，它又須在有氧狀態下才能分解產生能量，故缺氧時部分腦細胞會死亡，以致無法指揮人體臟腑、肌肉工作，輕者半身不遂或變為植物人，重則死亡。當然，由於腦殼是封閉之腔室，故若人體血壓太高，或由於生氣、憂鬱、煩躁等使腦神經承受太大電流量也會導致中風，還有腦瘤破裂，亦會引起腦中風。

當人腦中樞接到某個井穴送來的能量訊號（代表「1」即動作之意），不管其為熱能、摩擦能、氣能、思想波、針扎能……後，人體就會做所謂的「中斷」（Interrupt）處理模式，修補該井穴對應經絡的病變，收到兩個「1」就做兩個對應經絡的臟腑修治工作。

但是同電腦一樣，在中斷處理模式中有所謂的優先處理程式，有些事具有第一優先權（Priority），需做緊急優先處理。若我們在十二處井穴上加以針尖刺出血（因你無法同時按摩十二個井穴），由於大腦同時接收到十二個經絡送來的訊號（代表並列的十二個「1」信號），此時頭腦本身就會做第一優先處理。處理的不是十二經絡的修補工作，而是身體細胞、能源全部加入腦細胞、腦血管的修補工作，如果不是相當大的腦幹斷裂或時間延誤的話，通常我們可以治好腦中風。

這就是古籍所載的「十井穴瀉血以治中風」，也就是民間流傳的「腦中風放血救命」，但由於以訛傳訛，民間誤傳變成將十個指尖針刺出血。其正確作法應是：

就地將中風患者扶正躺下，切勿搬動。

取來注射針（或大頭針、縫衣針）·以火燒一下消毒，刺入圖十一、圖十二所示的十二個井穴。如果是左邊不遂，刺右邊手足；右邊不遂，刺左邊手足（因人體右側歸左腦管，左側歸右腦管），若無法分辨左右，則左右皆刺，須針刺二十四個井穴，力道以見血數滴即可。見血代表「信號持續」，宛如針繼續扎刺著不停地傳送信號，如此可避免使用太多針頭。

當然，若你方寸大亂，忘了井穴正確位置，也不必去翻閱書籍，可在左右手足的手指甲及足趾甲兩旁後側凹陷點扎針（總計四十針），擠出數滴血。

數分後，患者會自動清醒，應火速送醫以便觀察或做進一步診斷救護。

救人一命，勝造七級浮屠。而針在井穴療法中有其不可抹滅的地位，所以請讀者家中務必備妥毫針、注射針並存放冰箱中，以備不時之需，以免「針到用時方恨少！」

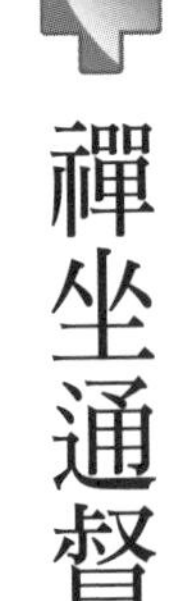

# 禪坐通督與氣輸法

在氣輸法上曾談到，氣感強者可以氣輸法幫自己或他人治病。由於氣療是已知的各種疾病最有效且簡單之療法，它是神賜給人們最好的禮物。故另簡單介紹通督法：

找個較安靜（最好勿受干擾）之處坐下、寬衣。脫下眼鏡、手錶等物、舌尖微微上翹（接通任督二脈，若無，場能亦可經由位移電流導通，但效力較弱），雙手合十置於胸前。雙腿若可以盤坐則採盤坐法（單腿或腿盤坐均可），否則，將雙足掌亦合併靠攏，此時由於雙腿有曲度存在，會感受張力而易疲，不妨在空隙間放入枕頭或棉被等柔軟物，以穩當、舒適、自然為原則。脊椎骨自然挺立後閉眼。呼吸呈若有若無之微弱狀態。

以「心眼」觀想（凝視）肚臍。由於肚臍下有包括丹田等各種穴道，是條「氣街」，而氣又具波動性，故只需凝視肚臍即可。

人進入鬆靜自然狀態，不再移動、亂想。

二、三十分鐘後，會覺全身舒暢、百脈和通、氣感十足。

如果你經常禪坐，有一天（約需三個月，是謂「百日築基」）當你久坐後發覺丹田氣十分旺盛，不要急於起身。此時，氣場會沿著肚臍往下，順任脈而直下會陰穴。再由會陰穴沿著後背脊柱，順著督脈往上爬升直沖頭頂百會穴，再往前額鼻中線至人中穴，轉至其後齦交穴與任脈相會，再順任脈往前胸而下至肚臍，此時就是你通任督二脈之時。

其實，以禪坐通任督是一種機緣，是氣場相當強者之福緣，但禪坐卻是每人都可為之。禪坐後。可使自己氣強，百病不生•即使偶爾患病，立刻採用井穴療法之氣輸法或拇指側揉法，必可立解病厄。而實踐上以禪臥功諧振時可通任督兩脈於無形中，是最容易之通督法。

收功時，開眼，雙手摩擦熱後，揉按雙腳、雙眼及全身，做五次深呼吸後，站起。

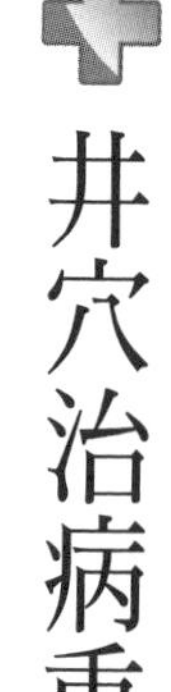

# 井穴治病重在及時

俗話說：「及時的一針，可以省抵九針！」一件衣服破了，立刻縫一針足矣，等到裂縫愈來愈大才想縫補，別說九針，恐怕九十針都不夠！

一台機器，某個零件故障或偏差，使其零件之工作點不正常，會出現不正常之動作、音響或畫面，此時使用者若加以重視，馬上做微調工作，使其恢復正常工作之電壓、電流、不正常狀況馬上會恢復正常，若置之不理，零件在非常態工作下工作一久，就非得打開機殼，好好大修，更換零件不可。

同理，人體在病初期，只要透過井穴療法，身體的細胞收到修補信號後，透過內分泌（荷爾蒙）的重新分泌、基因及白血球的動員，馬上會修補破壞之組織。細胞擁有分裂再生性的，會分裂出新的細胞，我們會再度擁有健康的身體，再拾回往日的歡笑。

尤其最近的科學實驗更顯示，雖然物質會發出波動，但波動（諸如氣場跟念波）亦可形成物質，當然，我們有理由相信，藉由氣場與念波（氣輸法及與細胞對話法）可以形成侵入病毒的反向波動來消滅病毒，所以當病毒臨身時，我們唯一要做的是：及時、及時，還有「及時」！

在你及時處理後，若病況未見改善，表示你已面臨相當大的痛變，組織已被嚴重破損，那麼請迅速就醫，以動手術更換破損的人體零件吧！千萬不要在疾病臨身時，憂慮緊張或懼而不自療。請永遠記得，人本身就是最好的醫生，而非職業醫生。

# 第四篇

## 呼吸內循環疾病

當能量要從低處送往高處時，就必須加上「幫浦」去提升它。人體心臟就是輸送養分的「幫浦」，當它壓縮時產生能量克服位能差，使位於心臟下的臟腑及組織得以輸送養分至上半部的臟腑及組織。

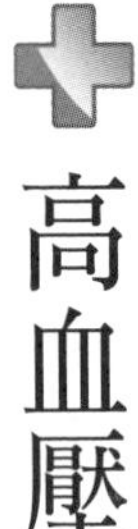

# 高血壓

## 血壓功能

由於地心引力的作用，使得人體的上部位較下部位有較高的「位」能，而能量只能改變它的狀態，卻不能無中生有。

當能量要從低處送往高處時，就必須加上「幫浦」去提升它。人體心臟就是輸送養分的「幫浦」，當它壓縮時產生能量克服位能差，使位於心臟下的臟腑及組織得以輸送養分至上半部的臟腑及組織。

也就是說，人體臟腑皆因「需要」而被生成，也皆因「需要」而運動。人體運送養分的管路稱作「血管」，其中的液體稱血液，而血壓即心臟收縮時血管壁所承受的血液的壓力及張力，它的大小決定於心室的收縮力量、管壁的彈性、血管的長度、養分運輸的速率、血管內含的質量（食物等）大小（如前述，作用力等於質量乘以加速度）、管壁污染的程度、基因的特質及年齡（因老化之故）等。

血壓的大小值會隨著年齡而漸增，故如何確定判為高血壓常引起激辯。一般來說，兒童血壓收縮值大於一三五毫米汞柱之壓力，舒張值大於八十五毫米汞柱；而成年人之收縮大於一六〇毫米，舒張壓大於九五毫米，且係在未運動下經三次連續檢查之平均值者稱高血壓。一般成年人在常態時，收縮壓介於一一〇毫米至一四〇毫米間，舒張壓介於七八毫米至九〇毫米間。

## 高血壓致病原因

### ◎當短時間有太多的能量要處理、交換時

如突然吃食過多，身體為了要急速處理（消化）這些能量，血液會被加速運行至臟腑，而使血壓升高。又如從熱處（如浴室）走到冷處（如室外）時，血管壁為了要洩放多餘的熱能至體外，也會急速收縮。

類似這種因素所引起的高血壓雖屬暫態性，但若原先患有高血壓症者，很可能就因為這瞬間的收縮超過管壁所能承受的最大壓力，導致血管破裂。而且人站立時腦部離地心最遠，具有最大位能，要想將養分送至腦部，必須做最大的功，即需以最高之心臟幫浦壓力才有辦法將氧送至頭部；尤其腦血管甚為微細，當斷裂時就形成中風。

### ◎當患腎病、腎炎、腎動脈狹窄，或肝病及肝相關臟腑功能差時

當人體內相關臟腑的功能不好，對廢物及毒素的處理弱，使得血管輸送的內含物及過濾回收物，皆含有較多廢物及毒素，血質差，須耗用最大的「幫浦」能量去輸送它，自會引起高血壓。

### ◎劇烈的運動

由於人在運動時須耗用甚多的能量於動能上，故身體須靠吸入足夠的氧，並迅速將之氧化分解取得能量並將廢物排出，於是心臟被「動員」，以強力收縮來推送

處理養分及廢物，故會引起暫態性高血壓。

## ◎長期喝酒、吸煙過量

喝酒後酒精會迅速與肝臟的粒腺體燃燒生成二氧化碳和水，為了急速處理這異常能量的入侵（它會影響血中鈣、鉀等離子濃度，進而影響了新陳代謝的進行），交感神經素及腎上素的分泌都會增加，加速心跳，引起血壓的升高。

此外，由於煙中所含之尼古丁是很強的血管收縮劑，而且煙中所含雜粒甚多，會污染血液管壁，導致血流阻力的增加，煙不離手或嗜杯中物者，十之八九有高血壓。

## ◎精神上的刺激

包括過度地興奮、憂鬱、緊張在生理電性上代表的都是一電壓極高的脈衝能量（見圖十三）。此時流經人體循環的生物電流就會激增，血流瞬間激增結果，就會對管壁形成突增壓力，雖為暫態性，但若本來血壓已不低者，可能就會超過臨界值，造成腦血管斷裂，形成中風，不可不慎。

### ◎血中所含膽固醇（如肉食者）過高

血液的密度增高，推送起來自然較為費勁，且一旦膽固醇過多阻塞血管壁時，血行的阻力也含增加。因此由於身體需要，心臟就被迫以更強大的收縮力來推送血液，久之，細胞就因應這種狀態，形成高血壓。

### ◎動脈等管壁污染、阻塞、老化、硬化

這些原因都會形成管壁窄縮現象，其理猶如水管狹窄須較大水壓輸送水流一樣，心臟也因應此種需要，形成高血壓。

### ◎服用含升壓素的藥物

腎上腺皮質素被使用以抗發炎或治療氣喘等病時，由於腎上腺皮質素是一種血

管張力素（又稱升壓素），就會引起暫態性高血壓，若長期服用，就形成病態性高血壓；此外長期服用口服避孕藥，也有可能干擾性腺分泌而導致高血壓。

**◎甲狀腺功能亢進。分泌激素過多，會引起心悸及高血壓。**

**◎由於基因異常，如患紅斑狼瘡症導致高血壓。**

**◎腎上腺皮質素所分泌的交感神經激素異常**

若是在腎上腺皮質所長出之腫瘤稱孔氏瘤（另稱皮質醛酮症），在髓質所長出之腫瘤稱嗜鉻細胞瘤。由於腎上腺的總質量增加，所分泌的激素（或稱荷爾蒙）自然也激增，都會引起高血壓症。

**◎常食用醃漬或鹽製食品**

由於嗜吃此類食物的人體內鹽分較常人為高，為了使血液維持正常狀態，腎上腺皮質醛酮會增量分泌，使腎小管大量吸收鈉（食鹽為氯化納結晶），而使血壓增高。

### ◎頭曾受撞擊者

因為會導致頭顱內出血，但因細微無症狀，久之血管阻塞，導致高血壓症。甚至引起中風後遺症。

### ◎糖尿病患者

由於糖尿病會使血醣濃度之調節異常，新陳代謝失調及減緩，較常人需要運送更多的血液至身體各部份去補充，而且由於鈣等離子濃度異常，對電性脈衝的傳導異常，故較易併發高血壓症。

## 自我診療

一般人可從下列症狀偵測自己是否染患高血壓：

◎臉泛紅或發白：心悸，伴隨頭痛、疲倦、噁心、嘔吐並出現心雜音等症狀。

◎檢查湧泉穴、隱白穴、大敦穴、足竅陰穴等腎、脾、肝、膽經井穴，如發現有痛感者，則有可能併發高血壓，應迅速做血壓測量（見圖十三、十四）。如發現血壓確實太高，則請至醫院做斷層掃描，先診斷是否有出現腫瘤，有則切除之，若無，則按一般治法為之。

◎高血壓病患者常當伴隨心臟病，出現心雜音、心悸（短暫）、心跳快速、心痛，故請一併檢查心經井穴少沖穴，及心包經井穴中沖穴是否出現痛感。

如有，請針灸治療或壓按調整之，並請注意，萬一因高血壓併發心痛、心悸、心頻快速時，請緊急壓住少沖穴或中沖穴以急救心臟病發，並迅速躺臥，當然最好在平常時，就先確定究竟是少沖穴或中沖穴反射最大痛感，以便急救時應用。

而由於躺下時，身體各部的位能差銳減，自不需高能的心臟幫浦去壓縮推送養分，可避免血壓太高引起腦中風。

如因緊張、憂鬱、興奮等引起的電性脈衝式高血壓，若能馬上壓按人中穴可迅速止住這種病變。所以高血壓患者，若出現臉紅或白、頭痛、心悸時，請立即壓按人中穴並躺下，再以其餘手指壓按少沖或中沖穴。

由於電性脈衝的傳導相當迅速，雖然上述的動作簡單，但惟恐緩不濟急，你必須在平常就多加演練，最好能變成一種反射動作。如此，在這場跟時間的戰爭中，你定會取得勝利。

畢竟，在所有病痛中，癌症患者是由其住身承受最大的折磨，因為癌細胞吞食自體使身體痛楚甚鉅；而中風不遂，卻是對家人最大的折磨，因為看護、復健工作所需的金錢、心力常會導致其家庭崩潰。

## 預防高血壓

◎頭受碰撞時迅速壓按人中以防頭顱內出血，以致高血壓及中風的後遺症。

◎養成良好的作息習慣：勿暴飲暴食，適度運動，但請量力而為，勿超過心臟負荷（如氣喘甚烈就應停止）。

◎保持安祥平和心態，凡事抱持盡力即勝利的觀念，量力而為。

◎遇有壓力時，透過交談、打球等方式發洩之。

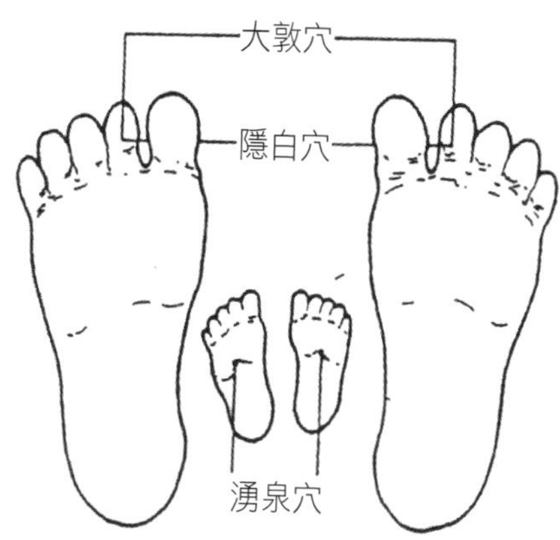


圖十三　高血壓可能系由脾、肝、腎、膽、心經病變引起，故可能在隱白、大敦、湧泉、中沖等穴反射痛感。

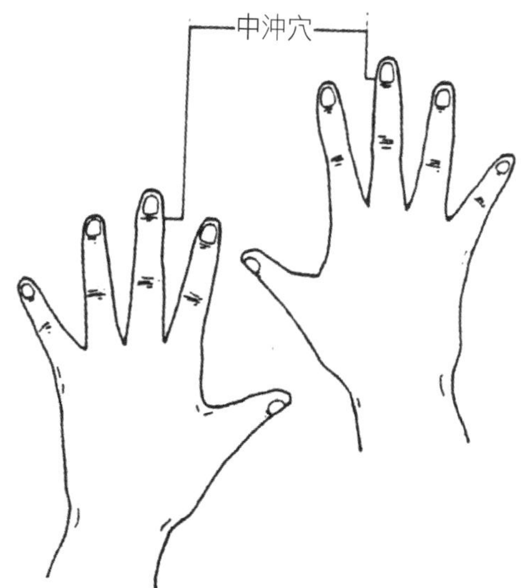


圖十四　高血壓病患當血壓上升、心跳不已時，請急按中沖穴或少沖穴並迅速躺下。

◎減少肉食量，因肉中所含膽固醇甚高，宜多吃蔬菜水果。

◎每天服用一顆約五百毫克的維他命E，因它具高抗氧化特性，可以防止血管壁因氧化而硬化，防止血管產生更大阻力，避免誘發高血壓。

◎芹菜上市時芹菜後，會覺得清爽。民間相傳有芹菜療法將芹菜之葉切碎並留根，將米煮熟後，置入芹菜再煮，熟後食之，每天至少一餐，待血壓降低後再繼續煮食一月方止。

◎除非無藥或方法可用，例如染患紅斑狼瘡（蝴蝶病患），否則盡量勿採用如腎上腺皮質素等內含升壓素物質來治病，否則心臟在歷經服藥催化及不服藥怠化的雙重歷程後，很容易導致心室衰竭。

◎甲狀腺機能亢進者，請在醫師指示下服用抗甲狀腺藥物。

◎經檢查有嗜鉻細胞瘤或孔氏瘤者，切勿猶豫，請盡速開刀切除後一切可正常，因其屬良性瘤。

◎少食用高鹽（鹼性）物質，醃漬及鹽製食物，湯內少放點鹽。

◎少抽煙、喝酒，最好根絕之。

◎如係糖尿病、肝病、膽病或腎病而併發高血壓症者，請按其它章節療法一起施為，先緊急應對，待血壓值下降後，再治其本。

◎經常禪坐或禪臥可降血壓，並透過涅槃功（見《不藥自癒》）修護曾受損之腦細胞。

◎保持心境樂觀。

◎日常保健：每天運動，如仰臥起坐、散步三十分以上；減重一公斤可降低一至二毫米汞柱；衣服保暖、寬鬆；環境清幽；宜飲茶水；充足睡眠；忌冷水浴、提重物；每日敲打足底二十分；常常心識敷放於湧泉穴上；在湧泉穴及合谷穴上貼絆；補充含鉀、鈣、鎂之食物：香蕉、苦瓜、番茄、西瓜、蘋果、冬瓜、海帶、黃豆、玉米、燕麥、核桃仁、花生、牛乳、黃豆、蜂蜜等，並多喝醋；勿長時間看電視、打麻將；勿採突變行為。如發覺不對勁，迅速壓按人中。一般病態性高血壓須長期服藥，如想停藥，則須經測藥（何種最好）↓穩壓↓逐量減藥之過程，先擬定能療計畫（見《不藥自癒》）後參考上述方法、心勿急、樂觀為之，必見成效。

## 實例介紹

【實例一】筆者親人因喜愛吃肉，膽固醇過高，常因血壓上升而導致心跳速度加快，每每壓按人中穴或中沖穴使心跳恢復正常。現改吃清淡食物後，血壓已降低，心悸出現的機率亦減少許多。在中沖穴常現痛感，而正教導實施井穴治療中。（另筆者二年前患高血壓，現已按上法穩壓減藥中，預計半年內停藥。）

【實例二】筆者某次演講，聽眾中有一少沖穴有痛感者確定常有心悸現象。經教以井穴療法後，現已痊癒。

【實例三】筆者在大學期間，在室友感化下開始打坐，三個月後，血液收縮壓及舒張壓都下降十五毫米汞柱左右。

【實例四】莊姓朋友為慶賀我新書連續二月上暢銷書排行榜及為ICRT推薦為好書，遂提議去「吃蝦」慶祝，由於飲酒過量，血壓升高、心跳急速、臉色蒼白，詢之所以，急按其「人中穴」竟失效（非本經之故），遂改換指控其中沖穴，一分後恢復正常，心跳也不再急速，事後其稱謝不已，謂自鬼門關撿回一命，發誓戒酒。

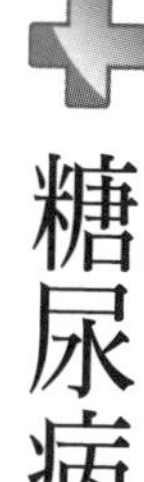

# 糖尿病

## 胰臟功能

中醫所謂的「脾」經，指的就是胰臟。胰臟狀如樹葉，色呈灰黃，可分泌消化酶（通稱胰液），其內有獨立作業（不受消化酶影響）的蘭格罕氏小島。胰消化酶有四種：胰蛋白酶、胰澱粉酶、胰脂肪酶、胰核酸酶。

食物從口腔進入胃後，其中之澱粉成分經唾液分解為麥芽糖。再進入十二指腸後，有胰液及膽汁注入，此時未完全分解的澱粉繼續被胰液內的澱粉酶解離為葡萄糖（單糖，可以被人體吸收利用），而食物中之蛋白質成分未被胃分解的，也續被胰蛋白酶分解為肱類（乃是一種多胜類蛋白），食物中的脂肪成分會被胰脂肪酶分解為脂肪酸及甘油。

此外，胰核酸酶會將食物內細胞的核酸成分（DNA、RNA）分解為核苷酸。蘭格罕氏小島內含$\alpha$、$\beta$細胞，各分泌升醣素，胰島素及體抑素。

由於人體細胞是種電性血漿，新陳代謝的反應必須透過細胞膜方能進行，而且也必須在特定的酸鹼濃度（受鈉、鉀離子濃度影響）下方能進行。

而胰島素可以影響離子之運輸，一個胰島素細胞可以控制十五至八十個鈉離子、鉀離子幫浦，亦可改變鈣離子濃度；它亦可促進葡萄糖之分解以及蛋白質之合成，另可促使骨骼肌、心肌及上皮細胞等細胞膜之過極化，此外它亦可影響肌肉中神經作用電位的傳導以及激發胰核酸酶之活性，有助於帶訊核醣核酸（MRNA）之流出。

蛋白質之製造是由基因先轉印成帶訊核醣核酸，以提供密碼給轉移核醣核酸（tRNA），將多個胺基酸重新組合排列而成。

簡言之，胰島素可以促進血醣分解（是一種減醣激素），並有助於蛋白質之合成。它可影響神經傳導素之分泌，進而影響訊息之傳遞；它亦可影響心肌、骨骼、皮膚細胞的活性，故亦與人脾氣有關。它兼可影響骨骼肌細胞漿的PH值，改變鈣離子流（骨骼主要成分為鈣），故與骨骼之強弱有關。而且缺乏它時，血液容易呈酸性。

最近科學實驗亦顯示，使人老化的氧自由基離子在酸性溶液中會轉為氫氧自由基離子，其氧化細胞的能力（即使人體老化之能力）會增為數十倍以上，換句話說，胰島素本身也有助於防止老化。

而中醫常稱脾（胰）主「氣血之生化」，其可謂「一針見血」。對心火上昇，動輒發怒，則曰：「脾氣大。」

升醣素與胰島素之關係是一種對偶拮抗關係，猶如心房利鈉素與腎上腺皮質素之關係一樣。胰島素可以促進血中醣類之分解，並將多餘之醣儲存至肝內成肝醣。相反地，當血中醣濃度減低時，昇醣素（又稱抗胰島素）分泌增多，會將肝醣分解後釋放至血液中，以增加血液中醣（糖）質的濃度，以維持血醣濃度於定值範圍內。

體抑素是一種胜肽激素，顧名思義，它可以抑制人體的生長，除了可抑制生長素之分泌外，它亦可同時抑制胰島素與昇醣素的分泌。也就是說，胰島素與升醣素形成微妙的平衡關係，而體抑素卻將它們一起限量，使身體的血醣濃度維持在一種

「定值範圍內的平衡濃度」下。

## 致病因

糖尿病病人分為兩種：

一種為幼年即發病的第一型，又稱胰島素依賴型。大部分導因於位於遺傳基因上的第六對染色體異常，使得自體的免疫淋巴球內含抗胰島細胞之抗體。胰島細胞被淋巴球浸潤後殺傷（死）或抑制分泌胰島素之β細胞，使得人體血醣無法維持定量平衡。也有小部分是胰島細胞被病毒感染而發炎以致破壞了胰島細胞，病人須終生輸人胰島素之質能，例如透過胰島素注射、胰臟移植或基因修護（未來的醫學課題）。

另一種型為中年發現病型。由於其青幼年發育時並未發病，顯見其基因並未異常或胰島並未受病毒破壞殆盡，故仍可分泌胰島素。惟其功能差，胰島素之量不足應付身體所需之量，以致血醣值異常而發病，大都由飲食、生活，壓力及不良的生活習慣所引起。

例如常食用高醣類食物以致$\beta$細胞激化且過勞，同時$\alpha$細胞亦被怠化，以致平衡消失。相反地，若很少食用醣類，會激化$\alpha$細胞而弱化$\beta$細胞。久之，若突然服用高醣物質亦可能發病。

總之，均衡的營養平衡是避免中年型糖尿病發作所必需的要件之一。又如熬夜、酗酒等會導致肝傷害後，引發肝功能不良症，無法儲存肝醣或將肝醣送至血液中，使血醣值異常，此種型態又稱「肝炎性糖尿病」。

又如生活壓力引起之憂鬱、緊張等，在物理上它屬於高電位的脈衝（短暫時間之高能量電波），會引起細胞膜之滲透壓變化，如前所述，也會引起血醣值之變化，長此以往，也會引起血醣失調而生糖尿病。

## 自我診斷

### ◎三多、三病變

糖尿病有三多，那就是飲水多、食多、尿多；三病變是指眼變、腎變及神經變。

古稱糖尿病為「消渴症」。渴，指口渴須多喝水。消，指三消：上消、中消、下消；上消指肺熱津（唾液）傷，口乾舌燥；中消，指胃火熾旺、善飢多食、大便燥結；下消，指腎虛體弱、尿頻量多、濁如脂膏、頭暈腰痠、性欲減退、陽萎早洩。糖尿病患常「三消」皆具，惟略有偏重。

## ◎體檢時發現血糖升高及尿糖陽性（尿有甜味），可能伴有高尿蛋白症

由於血醣的濃度太高、甜味太重，此種「變異信號」傳至中樞神經後，會發出一「沖淡甜味」的指令，而引起「飲水」以淡化血醣濃度之動作。

飲水，故形成喝水多。等到大量喝水後淡化了血中葡萄糖的濃度後，雖然食物仍尚未消化，卻立即又引起腦下垂體視丘內的食欲中樞的錯覺，進而再引起食欲繼續吃食，造成多吃。吃喝得多了，自然排泄也多了，所以引起尿多。

綜上結果，是謂「三多」。由於氣血的生化異常，脾經與小腸經對偶，小腸經通過眼，故又引起對偶器官病變，表現於眼上，可見血絲或血瘤。由於胰島素可影響血中鈣離子之濃度，進而影響血容積以及腎上腺素的分泌，甚至影響腎臟功能。

而且吃喝多了也增加了腎臟的負擔，造成腎臟負擔過重而致病，另由於血容積及神經信號（包括勃起信號）的異常，常致陽萎、早洩，是曰「敗腎」。

而神經信號的傳導異常，也常使病人無法傳導「反射」信號及「異常」信號而失去「保護反應」的契機。故導致手指及腳趾的割傷、發炎、壞疽而必須截肢以維生命安全。此外微血管也產生變化，血液不足，引起動脈硬化、不良於行、肢體末端潰瘍，甚至下肢必須截掉。

**◎在脊椎旁的脾俞穴及大拇趾之隱白穴（脾經井穴）會有明顯壓痛感（見圖十五、十六）。**

## 防治法

對於第一型糖尿病患者而言，由於係遺傳基因異常，幼年的病毒感染，在基因治療時代還沒來臨之前，只有長期靠胰島素注射（採用幫浦式注射較為方便）或體抑素注射以維持血醣濃度。最近台灣已有胰臟移植手術完成，但在人體的免疫排斥作用下能維持多長時間，尚有待觀察，氣功治療應是近期內可期待的。

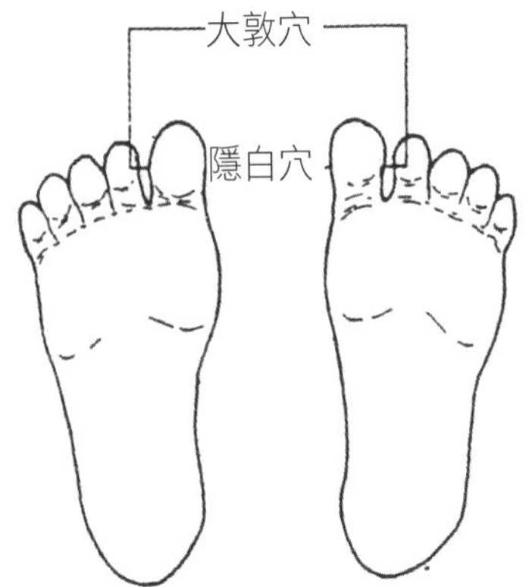


圖十五　檢查隱白穴及大敦穴之痛感程度，以區分一般糖尿病或肝性糖尿病。

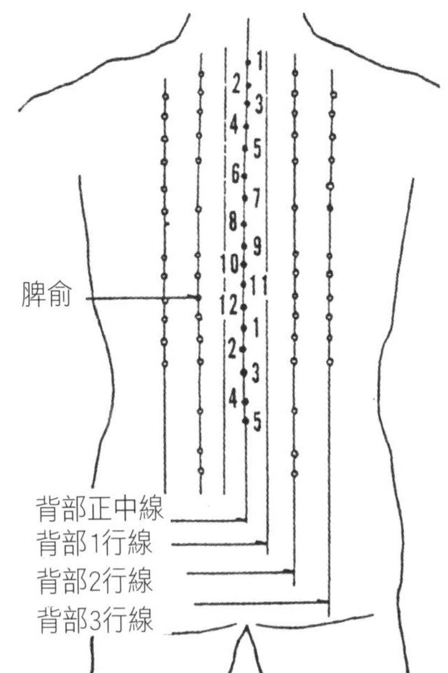


圖十六　除隱白穴外，脾俞也可治糖尿病。

不管是哪一型的糖尿病，剛開始發現時請勿立即使用胰島素注射來治療。因為久了，身體細胞會把它視為常態而產生「依賴性」，進而失去了人體潛能誘發的契機。

不妨先採用下列無副作用之療法，其法包括：

**◎運動**：在第一篇曾述及運動以治糖尿病之理，惟必須長久為之，且緩慢漸進地增加運動量，以增加體內胰島素感受器之數目，並增加對胰島素的親和力及靈敏度，而減輕對胰島素之依賴。

**◎減肥**：請按照筆者所著《一生無遺憾》一書所說之法從減肥著手，防止動脈硬化併發症。

**◎飲食控制**：少食含高醣類食品（例如精米、白麵及甜物），另由於蛋白質之合成少，恐怕營養不夠，故宜多吃蛋、牛乳、豆類。並多吃蔬果，吸收纖維素，以促進排泄功能。每天喝一杯檸檬汁（買檸檬切開加水），因呈中鹼性可調節血醣，減少胰島素分泌，六個月後可改善病情甚至痊癒。

**◎盡量保持平和心態**：如果發覺脾氣暴躁、想發怒，請立即壓按隱白穴，會覺脾氣消失，心平氣和。

**◎適度節制性事頻率**：由於糖尿病會導致血管伸張壓異常而患陽萎早洩，若常為之，不僅傷腎，而且往往會導致男性「無能」的恐催，而抑鬱寡歡，進而加重了病情，故應知所節制。

**◎禁絕抽煙**：由於煙中含有尼古丁，會使血液凝固，導致肢體壞死，故應禁絕之。

**◎四肢保暖**：四肢多穿衣、褲、襪以保身體暖和，促進血液流動。

**◎食療法**：以豬胰一具與玉米鬚五錢合煮湯，食之，一週內可見功效，但只能治標，不能治本。因為人的胰臟與豬胰相近，但畢竟豬胰的「質能」有限，而醫生也不可能要求病人吃一輩子的豬胰。

**◎行六字功訣**：每天做三十分鐘之「吹」字及「呼」字功，一天二次，可散胃火。

◎行禪臥功：每天行禪臥功三十分鐘，疏通經脈，強化人體新陳代謝之功。

◎施行細胞對話療：此時的對話指令可設定為「降低血醣、降低血醣」。

◎穴道療法：中醫常利用脾俞穴治療糖尿病，而施以針灸或刺激（貼絆）光照等隱白穴治之。

◎檢查壓按大敦穴是否有痛感，以確定是否為「肝炎性糖尿病」：如是，按肝病章節所述之法兼治之。再檢查壓按厲兌穴以確定是否須兼治胃，並按湧泉穴以強腎。

## 實例介紹

【實例一】蕭經理食過多米飯後又飲用甘蔗汁一大杯，亂發脾氣，壓按隱白穴有明顯痛感，輕壓按十分後，痛感消失，心平氣和。

【實例二】由於脾臟主氣血生化，故隱白穴可治所有血病，包括女性生理痛，如痛經。姚小姐，月經來潮相當痛苦，經按隱白穴現痛感，十五分後舒服入睡，吹日醒來，經痛消失，由於屬胰臟病變反射，故列於此篇。

【實例三】學員患糖尿病，採檸檬汁療法後半年內痊癒。

## 未來發展

目前西醫對胰島素依賴型糖尿病在西醫上雖可加以治療，但尚無法根治。病人只能按上法以待根治法時代的來臨。（但氣功療法為筆者強烈建議，按上防治法再加以練禪臥功及涅槃功，見《不藥自癒》，理論上應可痊癒。）

另外，由於人體是個微妙的平衡，有胰島素就有抗胰島素與之並存，如此身體才可「隨時」保持微妙的平衡系統以進行生化反應。

所以筆者在想，目前光是施打胰島素的作法，是否因不符合人體的平衡對偶性而引發了各種併發症。物質存在必有其道理，那麼抗胰島素及體抑素同時存在於胰島內必有其臨床上的應用價值。

當醫師「活化」其中的一種激素，相對地會弱化另一種對偶激素，所以施打胰島素的病人因長期靠藥調整血醣而喪失了人體自動調節的功能，既然抗胰島素及體抑素已被發現且分離出來，為何只見醫生施打胰島素或體抑素來治療糖尿病，而沒有試驗各種激素合併施打的功效？又或嘗試施打腎上腺素呢？

本篇只由物理學的觀點來提出這種構想，容或對醫學前輩有所不敬，我想也該非大逆不道，因為「救人無罪」。不管是井穴療法、基因療法、念波療法、對偶性療法，我期待有一天會有更多的人投入探討的領域，讓更多的人遠離疾苦！

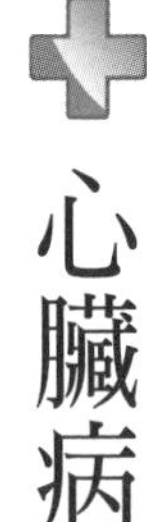

# 心臟病

## 心臟功能

如前所述，心臟收縮是為了讓營養能在全身循環，以克服身軀在任何時間、空間各部位的位能差。而其循行路徑如下：

血液自上、下腔靜脈進入右心房，在瓣膜開時入右心室，再穿過瓣膜進入肺動脈到達肺臟。換氣後進入肺靜脈，再流到左心房，經過瓣膜到達左心室，再穿過瓣膜到達主動脈，經由各組織器官後再由上下腔靜脈流回，完成一迴路。其中經由胃、腸、胰之微血管流到肝門靜脈入肝後，再經由肝靜脈由下腔靜脈進入心臟之迴路，特稱為肝門脈循環。

活瓣的作用在防止血液逆流，而在上腔靜脈入右心房處有一節律點，與交感及副交感神經末梢都有連接，可控制心臟跳動的節律。心臟內有心肌，上有左右兩條血管可提供心肌所需之養分，特稱為冠狀動脈。

## 致病因

心臟病有先天性與非先天性。先天性多發於幼童，乃因遺傳基因異常或母親懷孕時受病毒感染等因，產生先天性病變。

例如右（左）心房至右（左）心室間有分流存在、瓣膜閉鎖、動脈轉位、單心室、肺靜脈迴流異常等，引起血流迴路異常或主動脈窄縮、主動脈瓣狹窄、肺動脈瓣狹窄，引起血流阻塞。先天性心臟病並非大都由血栓所引起，血栓即血液滯留成塊妨害了血流。

血液中的紅血球可運輸二氧化碳及氧氣；白血球可吞食細菌，產生抗體；而血小板可凝結血液。當血小板與紅、白血球，血漿蛋白纖維原等凝結在一塊時稱為血栓。

又例如心房或心室做纖細顫動時（血流慢）、下肢靜脈阻塞時（血液滯留）、凝血機能異常、血中膽固醇度濃度太高（阻塞血管）、或者是高血壓、血脂肪過高、糖尿病、少運動、吸煙過多等因素，引起冠狀動脈硬化後之血管窄縮，或外物（如裝置人工瓣膜）等引起身體的抗體反應使血小板凝結於上，或心臟腫瘤剝落皆可能形成血栓。

當靜脈血栓時會造成肺栓塞；動脈血栓時流至腦部，形成腦血栓；流至冠狀動脈，心肌得不到氧氣及養分時，導致心律不整或心衰竭或心肌梗塞；流至下肢，形成下肢動脈阻塞；流至腸子，則成腸血管栓塞。此外由於身體其他部位感染細菌（如葡萄球菌、鏈球菌、肺炎雙球菌）後，細菌經血液運行全身，在心臟內膜及瓣膜上吸收養分滋長引起內膜及瓣膜發炎，則另名為傳染性心內膜炎。

## 心腎血壓平衡

心肌的跳動會受自主（律）神經作用，連於節律的交感神經可加速心搏。而副交感神經可以減慢心搏，如當人緊張時，此時信號含由腦部發出，經由脊髓、交感神經傳至節律點加速使心臟收縮，此時血壓會上升。

由於身體是一穩定的自動反饋系統，會產生減壓需求，於是心臟就會分泌心房利鈉素，它是一種大分子荷爾蒙，是一種減壓素，它可促進鹽分（鈉及氯）、水分的排出，使血液容積減小，血液質量減少，降低管壁壓力，使血壓降低。此種降壓後之信號再傳至腦部，會由副交感神經拮抗交感神經，避免使心壓繼續上升，而維持一微妙的平衡態。

反之，當血壓降低時，腎臟就會增量分泌腎上腺素，它是一種增壓素，它可促進腎吸鈉，使體內鹽分增加，水分也增加，進而提升了血壓。身體就靠心房利鈉素與腎上腺素之分泌而使血壓維持正常，進而使新陳代謝反應得以順利進行。

但是任何反應都是量及時問的函數。也就是說，量之大小及時間長短不同都會導致不同的反應。例如突然緊張過度，血壓突增太快或太大都會使心臟來不及分泌心房利鈉素，瞬間過大的血壓電性脈衝亦會使血管斷裂，兩者皆會產生危險。而且

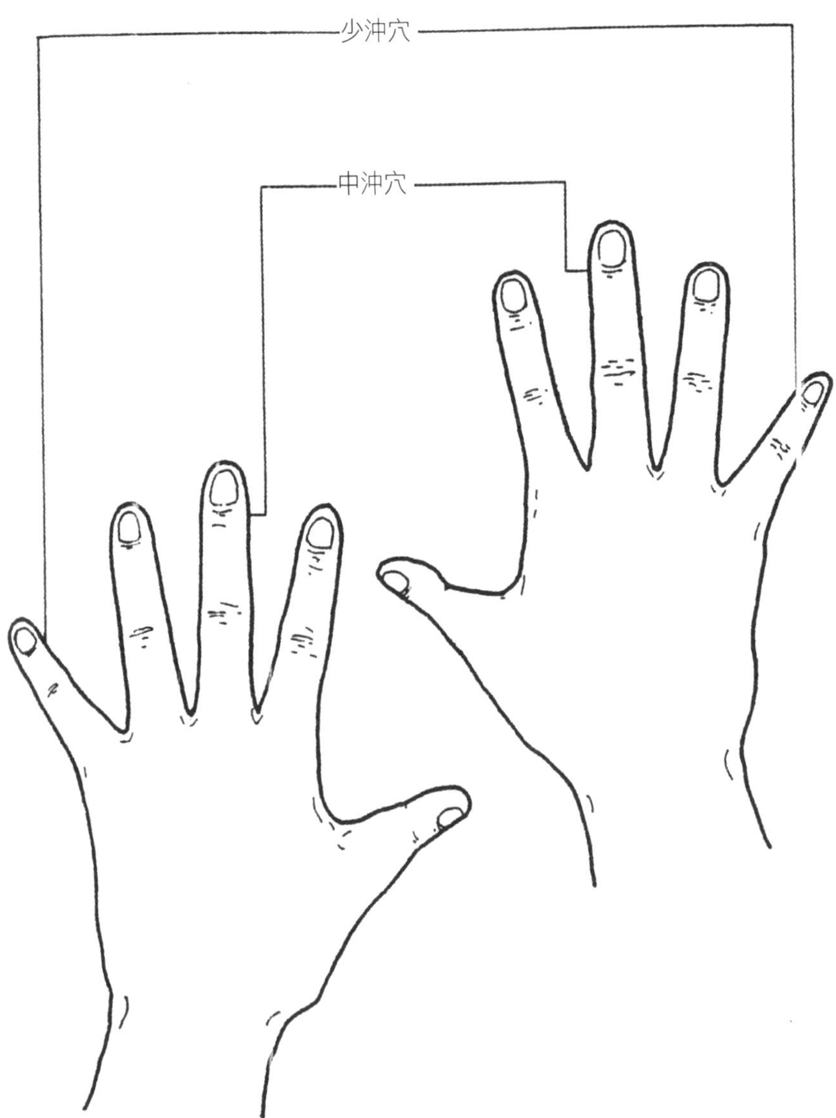


圖十七　少沖穴、中沖穴有痛感者為心臟病患，病發時，迅速壓按之可急救。

長期的緊張也會導致心臟負荷過量而使其早衰（因每物質都有其使用壽命期）而引發心臟病。

所以說，「中庸之道」不僅是處世之道，也是保持心臟健康的絕妙良方。

## 自我診斷

◎聽診出現心雜音。

◎心內膜炎者出現發燒、全身無力、血尿及心衰竭。

◎心肌梗塞者出現胸痛、呼吸困難、心悸、心律不整或休克。

◎壓按心經井穴少沖穴，會出現痛感如併發高血壓，則心包經井穴、中沖穴也會覺察痛感（見圖十七）。

◎若為糖尿病所引起，壓按脾經井穴隱白穴可見痛感。

◎若為心內膜炎引起肝、肺、腎、脾病變，則在其相關井穴亦可發現痛感。

## 心臟病防治

◎先天性心臟病患者，若出現心衰竭必須接受開刀手術治療，平常要限制水分及鹽分之攝取。

◎注意整潔，避免皮膚、泌尿道、呼吸道、口腔感染細菌，若有發炎現象，立即採用抗生素消炎，並做細菌培養，以確定細菌類別及有效針藥。

◎糖尿病患者所引發之高血壓、心臟病則須按糖尿病療法先療之，以治其本。

◎心臟病與高血壓常常被畫上等號，因為若心臟病變，心跳次數及振幅必會異常，常會導致高血壓以推動血液。反之長期高血壓患者，同前述，也很易引發心臟病，所以心臟病的平常防治法同於高血壓患者。

◎經常運動：緊張時身體的交感神經素會上升以動員身體組織，準備應付突發狀況。運動時其分泌量亦會增加，但若常常運動，細胞就會將之視為常態，產生變性需求。之後，運動也好，緊張也好，此時所分泌的交感神經素的分泌增量就會減少一些，相對地就會減輕心臟負荷。

◎若出現心肌梗塞，或檢查心電圖發現血栓現象時，依照醫師指示服用強心劑、利尿劑、血管擴張劑、血栓溶解劑或抗凝血劑。尤其是裝置人工瓣膜者特別要注意血栓。

◎井穴療法：市售針灸絆或益力絆為一紅外線振盪信號，若貼於井穴、少沖穴，會與身體潛能波產生共鳴之諧振氣功，而產生療效。

◎每天練禪臥功及涅槃功（見《不藥自癒》）三個月後可見功效。

但心臟病發若不採取緊急措施，病人常在數分鐘內死亡，相當恐怖。此處特別提供緊急應對法以度過此「危險時分」。

## 心臟病發緊急救治

當心臟病發時，立即躺下（若為他人，協助其躺下），心律不整或心悸者，急按人中穴或中沖穴，三分內可復原，心絞痛者壓按少沖穴可急速止住心痛。若症狀甚急、甚重，也可壓按心經郄穴陰郄穴（位於神門穴上方半寸處）。

## 實例介紹

【實例一】郭小姐染患心律不整，經練禪功一年後，血壓降低未再發作。

【實例二】鍾先生染患心悸，在中沖穴出現反射痛感。某夜病發，急按中沖穴立止。

【實例三】筆者某親友染患心律不整，少沖、中沖穴皆見痛感。當心臟急速跳動時，通常可以只壓按人中穴，則一分內即恢復正常。有兩次改壓按中沖穴及少沖穴，亦迅速恢復正常。

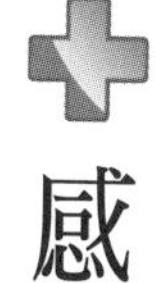

# 感冒

## 呼吸道功能

神給地球光能，又造了植物，使它透過所謂的光合作用，將二氧化碳和水與光能合成葡萄糖，再轉化為澱粉儲存起來，並呼出氧氣。而氧就是人體吃食後，解離養分時所需要之助燃劑，所以人是吸入氧氣，並呼出二氧化碳。

而人體肺部則負責氣體之交換，它需要在適當的溫度及濕度下才能「輕鬆」地工作，例如一般人適宜的肺臟溫度為27℃。空氣由鼻孔入鼻腔到達咽喉先行第一段加（減）溫，再由咽喉至肺以進行第二段加（減）溫。

例如我們吸入約0℃之水氣經鼻道可先加溫至10℃左右，鼻內有鼻毛，咽喉內有纖毛，除具有沾附骯髒物之功能外，亦可產生反射作用，以痰之形態將不潔空氣與物混合吐出。空氣被過濾後進入肺都，以提供身體所有細胞取得養分所需要的氧氣。

雖然人體有蛋白質及脂肪、澱粉等內含養分，但由於它們都需氧才能分解，且腦細胞能用的只有葡萄糖，須經澱粉分解，所以人所需的氧氣一分鐘也不能停止供應，否則腦細胞就會死亡。也就是說，呼吸道提供了調溫、調濕、取氧能及去除雜粒等功能。

## 致病因

感冒即是一種由濾過性病毒所引起的上呼吸道感染。

李清照有詞：「乍暖還寒時候卻是最難將息。」不論是剛暖和的寒冷季節、剛寒冷的暖和季節、或者是忽冷忽熱時，又或者是從高溫（如室內）進入低溫（如室外）地區時，由於氣候的突變，不同溫度的氣體從口腔進入咽喉，或從毛孔、肚臍等侵入人體後隨氣血運行全身，這種並未經調溫、調濕的冷空氣提供了感冒病毒一個絕佳的生存環境。

若病毒是從毛孔入侵時，人體會感知它，通常會伴隨一個「打冷顫」的反射動作，所以日本人將感冒以漢文「風邪」代表。

由於病毒入侵，身體的免疫系統會產生功能，派出「白血球」去消滅它，導致白血球激增，結果便是人體會發燒。另外病毒阻塞呼吸道，也會引起鼻塞、流鼻涕，由於病毒多聚於喉部，故容易引起扁桃腺發炎。

此外，因為人體感知它想加以排擠出來，就會產生「咳嗽」的反射動作。若積久未癒，病毒增強，引起呼吸道內黏膜分泌物增加而感染細菌，就會引發支氣管炎或肺炎。此外，有可能因口腔黏膜發炎阻塞歐氏管而導至中耳積水發炎，若未治療則會造成慢性中耳炎，嚴重者耳膜穿孔、耳聾。

## 自我診斷

一般而言，感冒的症狀有，發燒、鼻塞、流鼻涕、頭痛、乏力、咽喉疼痛、咳嗽等。

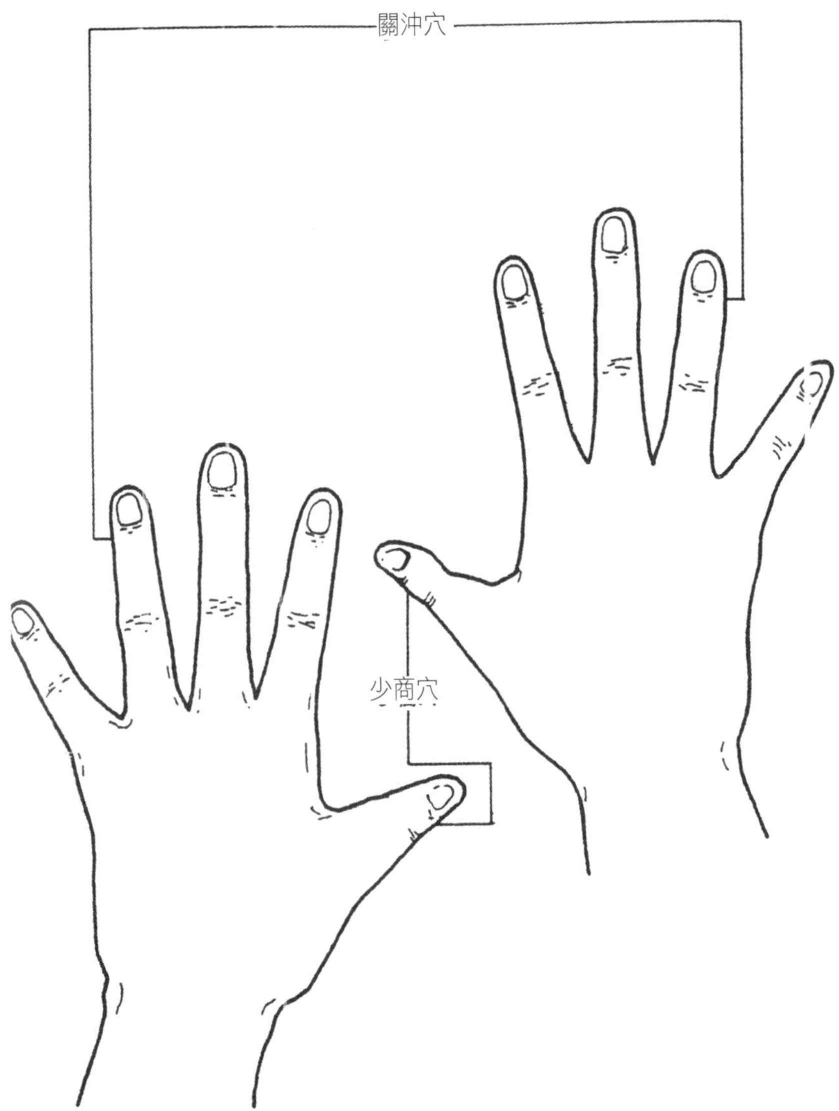


圖十八　感冒病患在關沖穴或少商穴（流鼻涕）可見痛感。針灸，貼磁力絆或壓按此處可治之。

或可逕自壓按三焦經井穴之關沖穴及肺經之井穴少商穴，若除關沖穴外，少商穴也已見痛感，代表肺部已受感染，須特別注意並一起治療。只有關沖穴見痛感，表示只感染鼻喉。

## 感冒防治

### ◎化學療法：

由於感冒病毒是屬於濾過性病毒，體積小到要數百萬倍顯微鏡放大才能看得見，而且這種病毒變種甚快，往往在科學家還沒研究出其解藥前，它已產生新的變種，令科學家頭疼。慶幸的是，正常人在一週至兩週內即使不服藥，人體內在的免疫系統遭受其攻擊後，也會思謀對策，將此病毒以製造反向病毒後與原病毒合成去除之方式破解。

唯一要注意的是其它併發症的預防，包括發燒引起的高溫燒毀頭部細胞，而染患腦膜炎，或由咳嗽引起扁桃腺發炎、支氣管炎、肺炎，口腔發炎引致中耳炎等。

所以通常西醫只是針對併發症加以治療，如以止咳化痰劑來止咳嗽；以退燒解熱藥治高燒；以抗組織胺來治鼻塞、流鼻涕；以抗生素治喉嚨炎、支氣管炎、肺炎及中耳炎。當然為了防止包括抗生素等藥劑對人體的傷害，通常醫師也會配以胃藥。

**◎多休息、多喝開水：**

醫生還會交代病患：多休息、多喝開水。多休息乃是為了讓身體把能量集中交給免疫系統用，以求研發出破解病毒之方。多喝熱開水，乃是為了增溫以提升人體白血球的活性，並增強新陳代謝的功能。

**◎熱療法：**

採用三溫暖之蒸氣療或溫泉浴療。由於病毒無法在高溫下生存，可以熱蒸氣清洗身體後蓋被而臥，汗出即癒。

**◎食療法：**

• 吃胡椒熱湯麵：以適量蔥、薑及胡椒末與麵合意熱湯麵，趁熱速吃，蓋被而眠，等汗出後會覺全身輕鬆，感冒已霍然痊癒。

・喝薑（糖）湯：市售有瓶裝之薑湯（感冒專用），市場上亦有以杯計價販賣者，皆可買來飲用。或自行至超市買來一小包黑糖，一小包生薑加水後煮，隨量服用，甜度自行調整，每日三次。

・食桔子餅：市售有桔子餅，乃由金桔製成，民間相傳桔子之「質能」可治感冒。服用枇杷膏，可止咳化痰。

**◎如小兒患有熱痙攣症**，要補充鈣片並注意看顧，當出現抽筋時，要立即壓按人中穴。

**◎打禪：**

不管是禪坐、禪禱或禪臥，由於入禪後身體所需消耗之能量銳減，會排出多餘之熱，體溫可降低，而病毒亦往往會隨之排出。若採禪眠（臥），其發功時之氣能也可消滅病毒。一日打禪兩次，每次三十分許，兩天內可消除感冒。

**◎以「呬」宇功呼氣，排出熱氣，有助於感冒痊癒。**

**◎施以穴療：**

若只併發喉炎咳嗽，針對三焦經井穴關沖穴，併發鼻炎流鼻涕、鼻塞再針對肺經井穴少商穴施以井穴療法。

市售有針灸絆，相當方便，由於市售價約八片二百元，每片可用十八小時以上，故可針對上述井穴貼用外，亦可針對感冒奇穴風池穴（位於耳垂後乳突處，沿後腦中心線畫直線所遇到的第一個凹陷處）及感冒俞穴風門穴（位於第二脊柱突旁一寸半之處，感冒時壓按有痛感）一起貼用或在洗澡後以吹風機熱吹此兩穴，可縮短療程。

◎多吞唾液後意守喉結。

◎在《不藥自癒》一書中另著有感冒及SARS防治法可一併參考。

## 實例介紹

【實例一】筆者朋友因淋雨感冒發燒、食欲不振。經飲用一杯熱薑湯，行禪臥功十五分後，浸泡熱水浴十五分，汗出高燒退。

【實例二】朋友之女兒患感冒，一週後雖高燒已退，卻仍咳嗽不止，經檢查左手少商穴有明顯痛感，買來針灸絆後，貼上少商穴、風池穴、風門穴，一天後少商穴已無痛感，咳嗽減弱，貼用二天後痊癒。

【實例三】幼年時家人染患感冒、外祖母多以桔子餅煮開水給其食用，都能很快痊癒。

【實例四】林同學，發覺喉癢有稍微咳嗽現象，急忙在口腔內轉動舌頭，以增唾液量後吞下喉部，並隨時利用空閒時觀想喉部癢欲咳之處，竟抑制了病毒，次日咳嗽即止。

【實例五】某公司沈副理，在三年前常罹感冒，教以禪臥功後，天天練功，自此後未再患感冒。

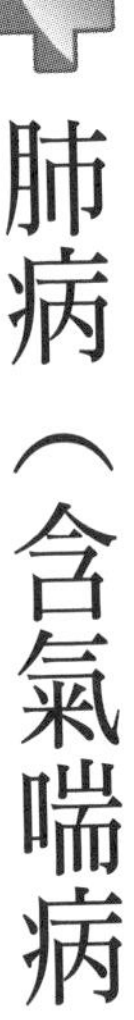

# 肺病（含氣喘病）

## 肺功能

當我們快跑後會覺得心跳氣「喘」，因為此時人體須大量的氧分解為能量，但是此時肺臟所能提供之氧氣並不足，所以呼吸道的功能必須「加速」動員。而「喘」者即代表一加速的過程，「氣」者即指空氣中所含的氧「氣」也。若非在運動狀態，人體所呼吸之氧氣應足夠供應身體所需，但若呼吸道功能不足或生病變，則在平常會突然呈現「氣喘」狀態，是為「氣喘病」，即俗稱的「哮喘」。

氣體自鼻孔吸入鼻腔，經黏液及鼻毛過濾細菌、灰塵、異物且經潤濕及調溫之過程後，由咽部會厭軟骨進入喉頭到達氣管。氣管內有黏液膜及纖維，易沾附鼻毛所未過濾的灰塵、細菌、異物，並藉著擺動的纖毛加以排出，此即痰液。

此時空氣經歷了第二段潤濕及調溫的過程，然後才再進人肺部之小支氣管到達氣囊。氣囊內有肺泡，其泡壁乃具彈性且濕潤之薄膜，其上有微血管，可靠擴散作用完成氧氣（吸入）及二氧化碳（排出）的交換，而且成人肺泡面積高達九十三平方公尺，若無病變，對氧氣的供應其實是綽綽有餘，所以成年人在正常狀態下二至四秒才呼吸一次。

不管是氧氣或二氧化碳的運輸，其中的90％以上都須靠紅血球參與。

氧是靠紅血球中的血紅素來運輸，其運輸量（結合量）又與單位體積內氧的濃度（即分壓之大小）有關，氧分壓愈大，血紅素與氧的結合量就愈大，同時二氧化碳的排出也需靠紅血球中的碳酸肝酶所催化，並與二氧化碳的濃度有關。

綜上所述，要維持氣體循環系統之正常，須有足夠的氣壓、空氣中氧成分須達一定濃度、人體的造血功能（紅血球量）須正常。三條件須同時滿足，而且呼吸的品質也與空氣的清潔度、溫度、濕度有關。

此外，由於腎臟內含一百萬個腎元，當行使再吸收作用或分泌作用時均需耗能，而能量之分解就非用到氧氣不可，故其耗氧量遠較心臟為大。若腎功能差，利用能量的效率差，自然須耗更大的氧氣而致引起「氣喘」等肺病。故中醫言「肺為氣之主，腎為氣之根」。要使氣場強大，其本在於固腎、強脾（即胰臟，主氣血生化）及潔肺（潔淨所吸人之空氣成分），則必可輕肺（減輕肺臟負擔），以防止肺病產生。

## 致病因

慢性阻塞性肺病分為：基因性及非基因性二種。基因性導源於身體缺乏抗蛋白酶，以至於白血球在吞食消滅細菌後所留下之蛋白酶會破壞肺泡壁。

而非基因性乃由於小支氣管發炎引起呼吸道阻塞，以致肺泡腫大破壞。而當呼吸道變窄、氧氣量不足時，人自然就會「哮喘」起來而呈現呼吸困難及急促狀。其成因又分為：

**◎吸入過敏原：**如空氣中之棉絮、灰塵、黴菌、枕頭內所含之塵螨等。

**◎先天過敏體質：**如遇敏性鼻炎、藥物過敏或先天性對某些刺激物質過敏等。

**◎食物過敏：**如海鮮、牛乳、花生……等。

**◎感冒引起呼吸道發炎。**

**◎太劇烈運動傷及肺部。**

**◎突然的情緒變化，**如太憂傷、緊張等。

**◎溫度、濕度的突然變化：**肺功能較差之人，調溫及調濕的功能皆比常人差，故在溫度或濕度急遽變化之時節，肺部受不了此種因「狀態」改變而產生之抗力而生病變。又或在濕度較高的地區更容易發病。

**◎吸煙之毒害。**

## 肺病變種自我診療

肺病包括肺癆（肺部感染發炎）、慢性阻塞性肺病、哮喘及肺癌。肺癌歸屬癌症，請讀本人另本著作《不藥自癒》。

肺炎已可用抗生素取得控制，而目前肺病中染病率最高的為哮喘及慢性阻塞性肺病。

慢性阻塞性肺病含肺氣腫（肺泡壁破裂、氣腔擴大）、氣管病變（小支氣管發炎、管壁纖維狀化）、慢性支氣管炎（長期咳嗽並含痰），在西醫學上稱其為不可逆疾病，即歸屬其為退化性疾病，以區別如哮喘病之病發又止之斷斷續續型之可逆性疾病。

## 肺病症狀

肺病者痰液甚多，胸部有悶痛感，或者痰液呈黃稠狀並帶血絲，脈搏微弱。哮喘（氣喘病）患者兼具「哮」、「喘」症狀，即發作時呈呼吸急促、輔助呼吸機皆參與呼吸動作使鎖骨下陷呈「哮」狀及張口抬肩、滿頭大汗、劇烈咳嗽、鼻異煽動、吐泡沫般之痰、呼吸呈現困難狀之「喘」相，待持續數分或數小時得以吐出黏狀痰液後，哮喘狀方止。

肺癆又稱肺結核，其症狀為咳嗽、吐痰、吐血、胸部疼痛、呼吸急促。

另有因工作常期吸入大量塵粉而導致矽肺者，其痰液之色呈白而稀薄狀，胸悶、胸痛。

肺部出毛病，會發現胸痛、呼吸急促、常伴有痰液，壓按肺經井穴之少商穴、及募穴之中府穴或原穴魚際穴，皆呈現明顯痛感（見圖十九）。當然，由於已傷及鼻喉，故關沖穴亦呈現壓痛感。

## 肺病防治

由於影星林翠及歌星鄧麗君的相繼去世，使氣喘病成為一個熱門的話題。事實上，每種病變都是漸進性而不是一觸即發的。因為每種能量的傳遞都有其連續性（Continuity），而所謂的急性症狀，即能量瞬間加諸於某個系統導致病變，慢性病變則是經由異常能量逐漸累積至崩潰點後才發病的。而一種化學變化的進行，除了

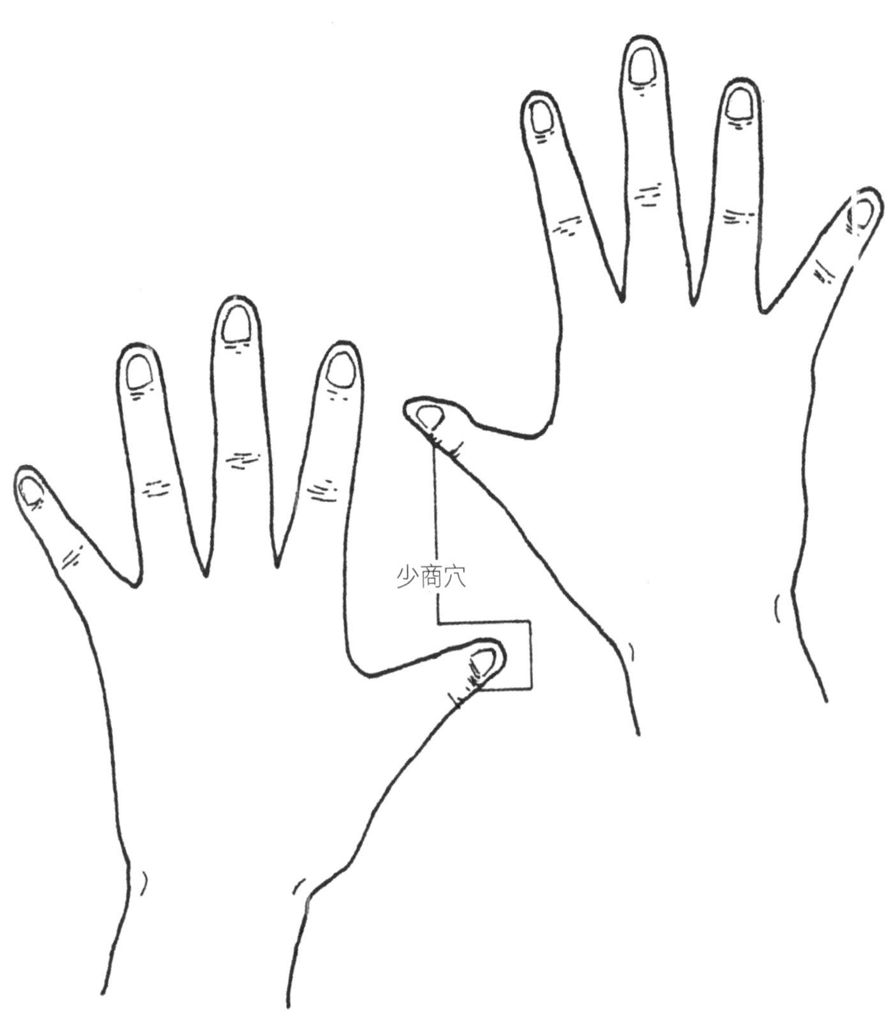


圖十九　肺病及呼吸器官病變反射痛點及診療點

能量具備外，常須伴隨有催化劑的「催化」作用方可進行。

所以任何慢性病的治療法則不外乎有下列幾項：

◎增強人體臟腑及組織功能。

◎減輕臟腑及組織阻力及負擔。

◎避免輸入異質或可能生成異質而殘存於內之能量。

◎反射點偵測及調治。

◎統一精神，以氣能、波能及意能消滅病毒。若有必要兼以食療法。

肺病係屬長久為之的「慢性病」，雖然只在哮喘病發時有急症，但若不好好治療，會如影隨形地終生伴著病患，不可小覷。

故將其治法依上守則述於下：

**◎平常做適度運動，然後每三個月逐漸累積運動量：**雖然剛運動時會有氣喘現象，但我們都知道，生物本身都有可能因環境的需要產生變種，更遑論變性了。

既然遺傳了過敏原之體質，會對某些刺激敏感，或天生就有一副狹窄的呼吸通道、伸縮機能較差的支氣管或肺泡少的肺部，或鼻竇炎、鼻中膈彎曲等呼吸道系統，那麼不妨經由運動逐漸增加氧氣的需要量著手。久而久之，細胞會將此種較大的氧氣需要量視為常態，而逐漸調整增加氧氣量，於是呼吸道系統功能就會強化，在平常呼吸量小或即使接觸過敏原下，也較不易產生病變了。

**◎經由禪坐、禪禱或禪臥功來降低呼吸耗氧量**：常人若經常入禪、打禪，則其血壓會轉為「健康性」的低血壓。因為能量的吸收率大，而且精神集中，氧的分壓也隨之提升，消耗率就下降了。身體不需要那麼多的氧氣，運送氧氣的唧筒：心臟及肺部，自然就不需要那麼勞累了。所以除了可降低血壓之外，病人的呼吸狀態也會逐漸由喘相轉入風相，再轉入息相，因為此時若有若無的呼吸已足夠供給全身循環所需之氧氣。

**◎每天做半小時以上的深呼吸**：由鼻孔、肚臍吸氣（即吸氣時腹部凹下），由嘴巴吐出氣之深呼吸動作，可避免氧氣經由肺部下送的過程，提高氧之吸收利用率，可有效防治肺病。呼氣時，嘴形呈「吹」字音形，吸氣時呈「吸」字音形，先呼後吸，此種「呼」字功可瀉肺熱氣。

◎吃食清淡、自然、新鮮：當然最好能素食，肉類的分解吸收須耗時較久，須動用較多之氧氣，而且其內的低密度脂蛋白（膽固醇）又容易在血管通道內形成阻塞原。即使沒有阻塞，身體運送此種大分子物質也須較多的血液流動量，自然需動用到較多之氧氣了。人體上任何能量的轉換、流動的第一要件為需要性，所以我們須常吃清淡食品以減輕平常肺部的負擔。

◎輔以食療：據聞蓮藕及杏仁的質能可以補肺、定喘、止咳，可常常食之。

◎常按摩腎經井穴湧泉穴，或做呼拉圈動作以強腎，並按摩脾經井穴隱白穴以強脾。

◎感冒不容輕忽：按感冒防治法章節所述之方法防治感冒，因為肺病常以感冒為其發作之導火線。

◎天氣變冷時於喉部加添一條圍巾保溫：如此將可避免因周遭溫度降低，喉部須急速向外散熱，而減弱了將吸入氣體加溫的功能以防止未適度加溫的氣體侵入肺部引起肺部病變。

**◎調控空氣濕度：**以除濕機或空調機，安裝於工作或生活處調控濕度。一個日本人到台灣工作或生活很容易染患氣喘病，因為他們已習慣於甚低濕度的氣候，一個突然的環境（濕度）變化會使他們的呼吸道適應不過來而生病變。同理若在台灣患有氣喘病，到達日本生活後常有不藥而癒的，因為此類病患在長期環境轉換下，肺部「調濕」的功能也強化了。

**◎戒煙：**香煙內有尼古丁等刺激物，煙內每毫升約有二十億左右之微細顆粒會黏附於呼吸道，引起咳嗽、吐痰，未排出者就堆積於呼吸道，久而久之，此種「異質能量」就會引起支氣管炎，甚至肺癌。

**◎注意空氣污染：**在空氣不潔（污染）地區工作或行走、騎車時，請戴口罩以濾除空氣中之不潔物。

**◎因過敏常引起呼吸道不適：**分析並記錄過敏原種類：然後避免接觸或食用之，如花粉、海鮮或塵蟎等。

◎避免太過勞累而且不可熬夜：太過勞累而耗用大量氧氣後，最糟的是身體的解毒系統：肝臟及腎臟都容易因過度耗用，而無法迅速復原，很容易引起胰病、肝病、腎病，並導致肺部病變。尤其若未充分休息及睡眠，細胞無法行使新陳代謝之功能，傷腎自然亦傷肺了。（腎與肺為對偶器官）。

◎放鬆心情有助氣喘症：凡事只求盡力為之，勿因求好心切而緊張、憂鬱，抱持平和心態處世，如此當可避免引起高能量的脈衝電壓，導致呼吸道管壁的急速收縮而引發氣喘症。

◎患有哮喘病患者，可於寅時（夜三時至五時）刺激（針灸或絆貼或捏揉）肺經井穴少商穴，可見速效。

◎如係病毒感染，可併用抗生素治療。

◎化學對症療法：現西醫針對哮喘病，都採用交感神經興奮劑或茶鹼以擴張支氣管，尤其最近合成之吸入型腎上腺皮質素，更被視為治療急性氣喘病發作之主流。此種療法雖可立即舒解病人痛苦，惟長期服用後會破壞身體的腎、心之對偶性平衡系統功能，也就是說心臟機能常常被怠化，很容易因此而罹患心臟病，等病發時，若未來得及服藥就很容易一命嗚呼了。

鄧麗君的死引發了諸多揣測，但不管是中醫的麻黃素或西醫的腎上腺皮質素都很容易造成心臟病，而據報導，鄧小姐送醫途中已死於心臟病了。所以現今西醫上所採用的對症療法是否有必要改為「對因療法」將是醫學所必須面臨的新課題，即「急治其症，症狀暫解，緩治其因。」才是一勞永逸的系統療法。

## 實例介紹

【實例一】蕭先生為氣喘病患，於凌晨四時病發，經中醫師在少商穴針灸後：哮喘症狀立除。

【實例二】筆者朋友之大兒子在台灣自幼即染患氣喘症，藥不離身，至日本留學後卻不藥而癒，去年回台省親，回台灣之第一天又氣喘病發，其母親責怪其為何不隨身帶藥，他理直氣壯的回答：「在日本已三年未發作了，我怎麼知道回到台灣又會馬上病發？」在家中安裝除濕機後未再發作。

【實例三】李先生因感冒引起支氣管炎，兼流鼻涕，經檢查關沖穴及少商穴皆有痛感，在其處貼針灸絆後，兩天後感冒及支氣管炎皆好了。

【實例四】筆者前主編對兒子要求甚高，使其自幼染患哮喘病，而第一次發作乃是在感冒後，雖經西醫採用支氣管擴張劑暫解狀況，然隨時要在其身旁看護，不勝其煩。後就同時採用食療法、健身療法及精神療法，即每天教其食用蓮藕湯，每天做健身操並勸導其保持達觀心境，不再給其精神壓力，現已完全康復，三年未患病了。

# 第五篇

## 常見腹腔疾病

常見腹腔疾病有：肝病、膽病、胃病、敗腎、小腸炎、便祕、泌尿病變等。

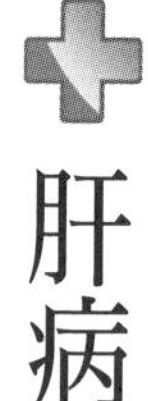

# 肝病

## 肝功能

肝功能有五百種，主要者可大別為三類：

**◎血醣儲存庫房，輔助胰臟調節血醣濃度**。如第一篇所述，血中葡萄糖濃度須為定值，只有當醣、鹽離子濃度正常時，一切新陳代謝反應方能進行。除了胰臟中之抗胰島素外，腎上腺素亦能使肝臟中所儲存肝醣轉為葡萄糖，釋放至血液中。血醣過少，人就會昏迷；過多則會引起眼瘤、腎虧、神經系統障礙，即俗稱糖尿病。

**◎分解蛋白質、脂肪及合成膽固醇**。肝能將蛋白質氧化成能量及氨（尿素），再經由血液送至腎，形成尿素，較複雜之脂肪也會被運送至肝中分解為脂肪酸。平常可燃燒生成乙醯輔酶A及熱能，當量大於需要時，一部分乙醯輔酶A會轉為脂肪

（肉）形態儲藏，一部分轉為膽固醇。它可合成細胞膜，亦為維他命D及腎上腺素之原料並代謝成膽汁酸，而以膽汁儲於膽囊，再送至十二指腸（小腸前端），以分解脂溶性維他命。所以肝可視為精緻的能量組合廠。

**◎異（廢）物處理中心**。所有胃腸所不能分解之質或能，諸如酒精、藥物、多餘膽固醇、毒物等皆被送至肝，肝中酵素將與之混合變成離子，以便溶於水溶液，較易排泄，然後再與一些分子結合後去其毒性排出，故肝亦可視為解毒廠。

## 致病因

當肝臟產生疾病時，起先會產生發熱、怕寒、乏力、嘔吐、噁心、疲勞易倦等急症。由於肝膽相照，膽亦生病變，血中膽紅素太高，大部分伴有眼黃、尿黃、皮膚黃、口苦等俗稱「黃疸」之症狀，通稱急性肝炎。

肝炎又分病毒性與非病毒性，前者又分為A、B、C、D型，其中以A型及B型較常見。

A型肝炎主要因不潔之食物輸入某種濾過性病毒所引起，大都經口腔傳染，較不具傳染力，不會形成帶原態，又稱流行性肝炎。

B型肝炎內含HB抗原之濾過性病毒，主要經由血液散播病毒，例如孕婦傳給胎兒、病人輸血感染，故又稱血清肝炎。C、D型與B型相似，但病情較輕。

此外，也會因抽煙、喝酒導致肝傷；或因吃藥之代謝毒物侵肝；或因心、肺、腎功能不佳以致肝過勞；或過度疲勞及熬夜等導致肝細胞再生之不良；營養不良（主要為葡萄糖）引起肝醣的儲存機能障礙；膽管阻塞無法儲藏膽汁；胰臟硬化無法分泌胰島素；或地中海貧血症及脊椎彎曲導致神經痛熱能內傳……等皆可引起肝臟發炎，稱非病毒式肝炎。

若急性肝炎沒能妥善治療，就會轉為慢性肝炎而潛藏著病症。由於肝細胞的再生數小於肝細胞受損數，所以在再生處附近就會形成結節，並呈纖維狀分割，肝就「硬化」膨脹，肝門靜脈之血要注入肝臟即會遇高阻力，由於需要性，此時門派會形成高血壓以推動之。當阻力續增，血流會逆流入食道，使食道管壁浮腫，稱食道靜脈瘤，甚至破裂出血。

而且由於血壓增高，腎臟之皮質醛酮素的分泌量會增加以吸收鈉鹽（為氯化納結晶），水的過濾減少，水分會回積腹部，形成腹部腫大之「腹水」。若導致肝功能完全喪失，則稱肝衰竭。且由於葡萄糖是腦細胞能用之唯一養分，若葡萄糖耗損太多（如過量飲酒時），而因肝病無法分解肝醣再經由血液送給腦細胞營養時，腦中樞就無法發出命令，形成肝昏迷。

若肝細胞長久病變，則再分裂增生的肝細胞就可能不受「特定分裂數」之指令控制而蔓生成瘤，是謂肝癌。

## 自我診斷

◎肝病時壓按腹部肝經募穴期門穴或脾經之募穴章門穴（此穴兼為五臟之會穴）皆會呈現明顯痛感（見圖二十）。

◎按大拇指外側之大敦穴（肝經井穴）亦必有明顯刺痛感，並請壓按脾經之隱

白穴、膽經之足竅陰穴、腎經之湧泉穴、心經之少沖穴以確定相關臟腑是否有病變。（見圖十二）

◎初發時會發熱、畏寒、四肢無力、噁心、昏睡、甚易疲勞倦怠。

◎伴有黃膽症者，則其眼白變黃、皮膚變黃、尿液亦呈黃色。

◎肝火旺盛，談話時由腹內嘔出臭味。

◎嚴重的肝硬化者，由於微血管擴張，致在手掌及前胸會出現如蜘蛛狀的血紋，稱蜘蛛痣；另如前述，可能併發食道瘤，（摸食道壁有腫脹如痔）或腹水（摸腹部鼓脹，以手輕敲之有水聲）。部分腎功能失調的男性會導致睪丸縮小及女乳症。

## 肝病防治

### ◎抗體再生

在幼兒時期施打肝炎疫苗及B型肝炎免疫球蛋白以培養人體對病毒之免疫力，

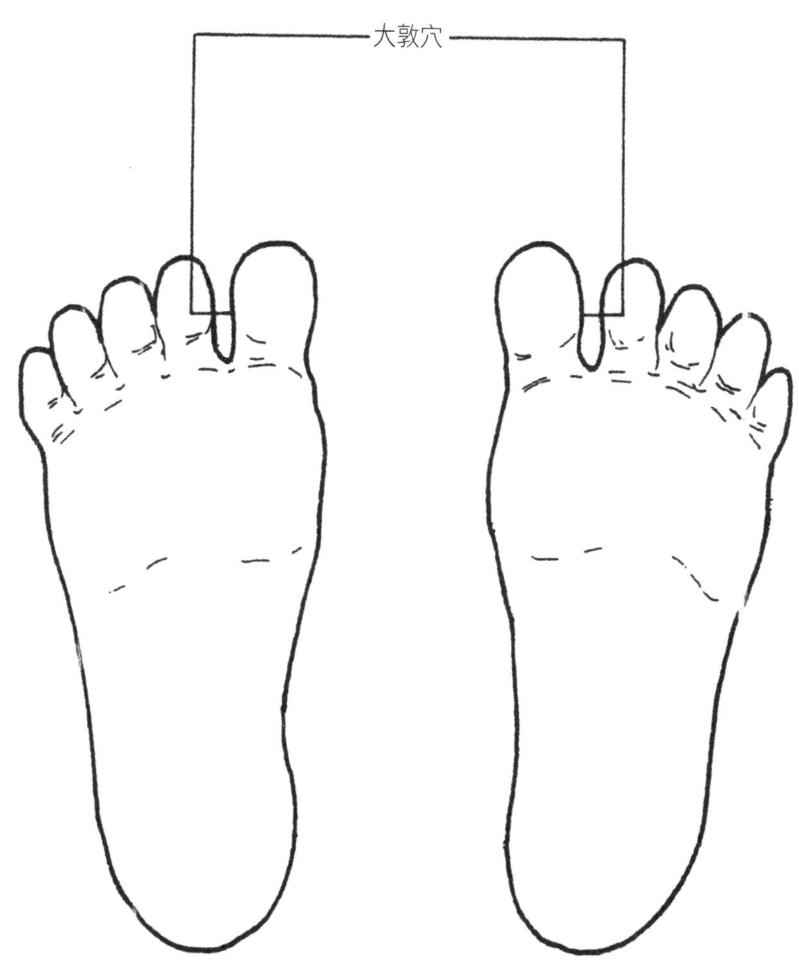


圖二十　肝病反射痛點及診療點

則當病毒侵入身體，便可由肝細胞研製出破解病毒之妙方。

◎質能的補充

肝細胞的成分為蛋白質及葡萄糖，故應多攝取蛋白質（如吃蛋），並可在急性肝炎期以靜脈點滴注射葡萄糖及胺基酸（蛋白質成分），以提供肝細胞再生的能源。

◎作息之改變：（此處指的是順應自然之作息方式）

・飯後稍事休息：飯後若能休息一會或小睡片刻，可使血流集中於肝臟及腸胃，可增強肝功能；小睡時人體可分泌腎上腺素，有助肝醣之分解。

・洗手後才吃新鮮自然食品：保持手部乾淨及食器、食品的衛生，當可避免從口輸入病毒，引起肝炎。

・多吃蔬果：蔬果內含纖維素可促進大腸蠕動，促進糞之排泄，由於排泄物是一種毒素，能盡量排出，相對地可減少肝細胞解毒的功能運作，也就是說，肝的負荷就減輕了，較不會積勞成疾。

・少食肉類：肉類主要為脂肪，當脂肪太多，肝細胞的分解工作自然就增加了，若超過負荷、分解不完，多餘脂肪就儲存在肝內，形成脂肪肝。

・早睡：由於膽經、肝經旺於夜晚十一時至凌晨三時，此時解毒功能最佳，故肝病患者除了不可熬夜，要有充分的睡眠時間外，也要盡早睡覺，最好於夜晚十一時前入睡。千萬不要有白天補眠的觀念，因有些激素只受「夜間睡眠」指令所控制下才會分泌。

・勿暴飲暴食：個人若將工作量分配得宜，工作雖多仍覺輕鬆，反之若在短時間內要處理甚多的事情，則會覺得疲憊。同理，個人若暴飲暴食，則肝細胞的工作量就不均勻，容易過勞而引起肝炎。

### ◎不吸煙、不喝酒

當個人吸煙後，煙中的尼古丁等致癌物會隨著肺送至血液，此時細胞會將之視為毒素處理而將其運送至肝分解，其代謝產物具毒性會殺傷肝細胞，故肝炎患者不可抽煙。

此外，酒精經胃吸收後，80%以上也是運送至肝臟處理，肝細胞內含酒精去氫酶可將之解離為乙醛及氫離子，乙醛會再遭分解為醋酸，最終產物為水及二氧化碳。但是氫離子卻會燃燒肝細胞的粒腺體，其狀有如肝細胞自燃。除飲酒過量會導致肝昏迷外，久之，若肝細胞再生率慢於毀傷率，則會形成肝纖維，導致肝硬化；此外乙醛及酒精都會妨害肝臟分解蛋白質之功能，於是形成脂肪肝及肝腫大。

故喝酒必傷肝，若屬應酬，不得不然，可於半小時前先喝甘蔗汁等高醣飲料或先吃點米麵墊底，甘蔗內含蔗糖，可轉化為葡萄糖，米、麵含澱粉，經唾液可分解為葡萄糖，如此血醣濃度會暫時增加，當人飲入酒精後，葡萄糖會與酒精作用燃燒而取代了燃燒肝細胞自燃，如此對避免酒醉或傷肝，有相當程度之功效。

## ◎少吃藥，尤其禁止諸藥同食

病人肝功能好壞檢測，除了抽血檢驗外，亦可注入某種藥劑，約經十五分鐘後，抽血以測殘留血中之藥值而定。原因在於肝細胞會將藥視為異物處理，先由相關酵素與之混合變得較離子化再與其它分子結合而排出，而其中間代謝的產物常具有毒性，會傷害肝細胞（自然也會傷膽），所以除非經醫師指示，盡量少吃藥，尤其不要服成藥，例如感冒發燒就急著服用普拿疼，若服過量，傷肝甚鉅；尤其切忌諸藥並食，因為藥物彼此之間又會產生新的化學作用而嚴重傷害到肝、膽。

### ◎食療法

民間除了吃雞肝、豬肝等動物的肝臟以補充肝臟受損所需之復元成分外，另流行一種喝蜆湯以治肝病的方法，具有相當的療效。雖然其醫理尚未明朗，但卻相當簡單實用，故介紹如下：

每天買來半斤之蜆，加清水置於碗中，約十分鐘待其將沙質吐乾淨後，將蜆置入便當盒內再放入電鍋內蒸，待其熟後，喝食蜆湯。切記患者勿食蜆肉，可丟棄或給親友食用，若同食，蜆湯因與蜆肉同質，會再度吸附在蜆肉上，則療效較差。

## ◎井穴療法

基於安全因素，為避免針刺及艾燒對人體構成傷害，所以雖然可以針對病症沿其相關經絡之任一穴道加以針灸，但由於臟腑藏於胸腹，故針灸較少由胸腹下手，通常中醫師針灸手時不超過肘部，針灸腳時不超過膝蓋，而井穴即合乎此原則。

對於肝病患者可以針灸、艾燒、煙燒、熱水敷、按摩、意守、貼絆或氣療肝經井穴大敦穴，其效果甚至比藥效還佳。

雖然肝臟係位於人體偏右側，但器官自身亦有左右側，故應左右腳之大敦穴一起檢查，以確定是單腳或雙腳同時實施。也就是說，若只一腳有反射痛感，針對一腳實施即可：若雙腳皆有痛感，則雙腳同時實施。使用意守法時，若雙腳同有痛感，先意守一腳，約二十分鐘後再意守另一隻腳。

## ◎磁療法

雖然募穴位於胸腹，不適宜以針灸法療之，但可以意守，亦可用磁療期門穴法以治肝病，市售之磁療器可以輕易找到穴點，然後置於期門穴上為之即可。

◎禪臥功療法

如第二篇圖六所示，採禪眠（臥）姿勢躺下，以「心眼」觀視肝臟病痛處或是期門穴、大敦穴，三者任擇其一後入禪，約二十分許，身體自主發功，手腳快速抖動，所生之功場會拂掠過肝臟及相關臟腑（如心、腎、膽、肺等），隨時可為之，一天至少一次，三天內必可自我偵測到黃疸漸消失較不易疲勞了。一月內肝病可痊癒。

◎念波意守法

如第二篇所述，實施禪臥功療法前，先加以細胞對話之念波療，更有速效。此時的細胞對話用語可設計如下：「消除疲勞、治療肝病，恢復健康。」

另外，上述方法並不具排他性，相反的，各種方法間具有相乘性。也就是說，若一天內實施方法越多種則愈有功效。讀者可放心為之。

## 實例介紹

【實例一】筆者大學畢業時，應徵中油公司，由於須檢附肝功能試驗合格表，在台大醫院檢驗卻發現肝功能不合格，經朋友告以喝蜆湯之古方，遂按法實施，喝食一月後，黃疸消失，肝功能複檢合格。

【實例二】某一朋友因商務至美洽談，返國後眼白現黃，日日昏睡十小時以上，兩個月未與太太行房。經檢視後，右腳大敦穴一觸摸即現明顯痛感，且由於亂服成藥，膽經足竅陰穴亦見痛感。服食蜆湯後雖較有精力，但由於其胃原本不佳，故有脹氣現象，遂改以禪臥功療。經過一週療程，精神抖擻，眼黃消失，日睡六小時，大敦穴、足竅陰穴之痛感皆消失，肝病痊癒了。

【實例三】讀者來函：「敝人患有肝病，精神非常的差，自從聽了你的指示，每天搓揑手指足趾及作禪臥功三十分鐘，現（二十天後）已經病好了，而且精神好到睡不著覺……」

## 生活調理

由於肝臟是複雜的質能處理中心，肝細胞相對的比其他任何器官容易受到輸入能量的破壞。雖然它具有再生力，但是它也跟其它細胞一樣，具有一個特定的分裂數，等到達此分裂數之極限後就無法再行分裂。

也就是說，肝細胞就無法再生，它就開始老化。而每次肝細胞分裂之進行，是在腦中樞評估肝細胞已破壞後方才執行的。

那麼，就物理學的觀點而言，只要我們輸入的是簡單乾淨的足額能源，如以多樣少量之素食方式，肝細胞就相當地輕鬆了，不會動輒受毒害而分裂再生。除了基因異常等特殊因素外，肝臟細胞就不會「積勞成疾」了。

當然，由於其再生除有質能外，亦受「晚上睡眠」的時空機制所控制，所以熬夜行為盡量避免。如果萬一病變了，請按照上述方法選擇一種或數種為之。

除了器官完全損毀，否則你當可恢復健康！也請記住，保健為先，千萬勿忘了保健，而等病變臨身才來治療。「預防勝於治療」，絕對不是一句口號。

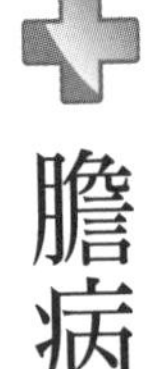

# 膽病

## 膽功能

膽屬陰經，因為它只是一囊狀物，負責儲存肝臟所分泌的膽汁。膽汁內含膽鹽，屬鹼性，它可中和胃酸，防止酸液腐蝕腸壁，並可將脂肪乳化為脂肪小球以供胰液繼續分解，並參與脂溶性維他命（A、E、D、K）的消化與吸收。

膽汁是由肝臟將膽固醇分解而得，膽固醇是細胞膜的合成物質，並為性激素、腎上腺素的原料。也就是說，膽功能的好壞決定於原料：膽固醇的純度、濃度、密度及產生工廠：肝臟的好壞，故曰：「肝膽相照」。

肝病必導致膽病，而膽管阻塞、膽炎、膽結石也會使膽汁阻塞而引起肝臟病變，當然初期的膽病變還不至於立刻引起肝病變，所以膽病最好在初始癥兆（眼白或尿液呈黃色之「黃疸症」，或壓按足竅陰穴有痛感時）出現時，立即加以治療。否則由膽病導致肝病，肝病又加深膽病，如此循環累積，肝膽病會很快由初發症狀轉為急性發作再立即轉入慢性病。

膽汁會在下消化道再度被吸收經門脈循環後回到肝臟內，如被再吸收的量多，則體內膽固醇的氧化分解量就減少，因為人體所需要的膽固醇總量為一定。故若攝取太多的膽固醇或太多的營養（超過需要即使醣類也會合成膽固醇）則留於血液內的膽固醇量就會增加，也會減低體內膽固醇的代謝速率及數量。

也就是說，「多食」只會使膽汁的新陳代謝功能減弱，而增加蔬果的攝食百分比，以提供充分的纖維素促進大腸蠕動，增加膽固醇及膽汁的排出量，可促進膽汁的新陳代謝功能。經由此種藉需要性來提升膽汁的性能，將可相對地提升膽腑的功能。

## 致病因

膽汁由肝內小膽管入膽，經總膽管與由胰管導人之胰液在所謂的壺腹部一起注入十二指腸，當腸囊或總膽管因膽結石、腫瘤堆積阻塞、肝臟發炎感染、肝內小膽管堆積淤塞、藥物傷害肝膽，或者是肝性糖尿病患，皆會引起膽病。

## 自我診斷

◎眼白及尿液呈黃色。

◎慢性病患常感上腹部不適，多於飯後發生。

◎膽絞痛發作時，除右上腹絞痛外，亦又可能波及右肩胛下，並持續數分鐘至數小時，偶伴有噁心嘔吐，若進食油膩食物則會加劇症狀。

◎壓按膽經井穴之足竅陰穴可見明顯痛感（見圖二十一）。

◎因肝膽相照，而膽屬腑，司被動性之儲存功能，而肝屬臟，司主動性之生化功能，故膽病常為肝病之表徵，所以在大敦穴也常可發現明顯痛感。

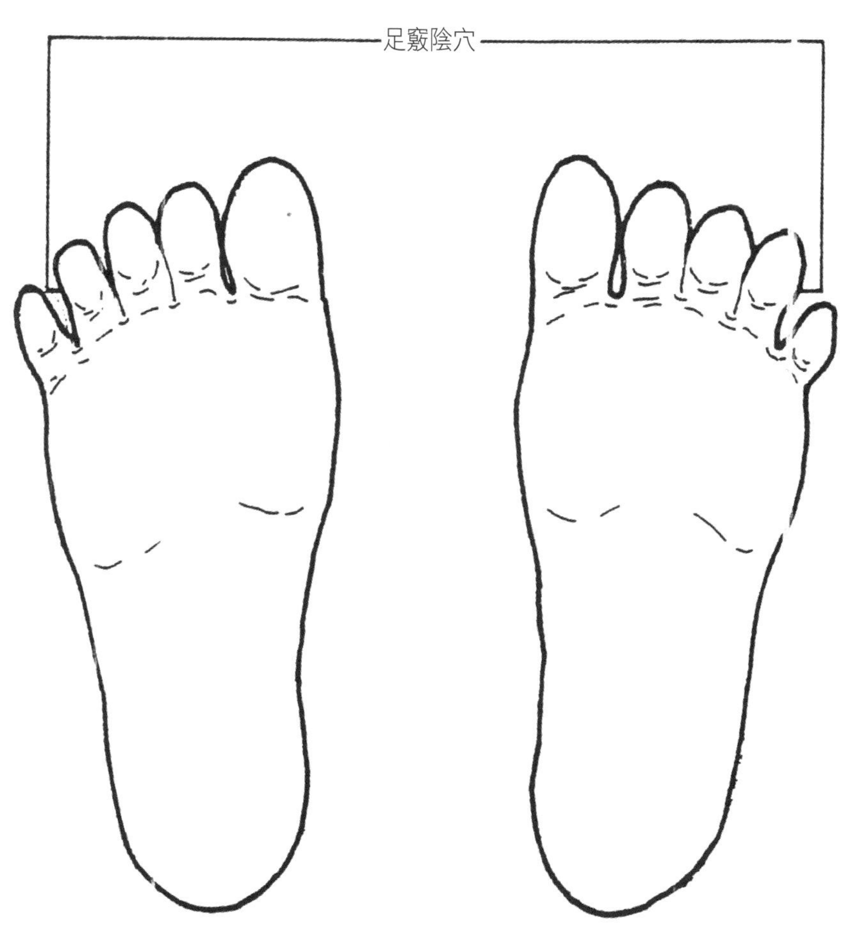


圖二十一　膽病反射痛點及診療點

## 膽病防治

◎先檢查大敦穴，看是否有明顯痛感，如有，而且其痛感較足竅陰穴為甚，表示病源在肝臟，則按肝病防治法治好肝病，通常肝好了之後，膽也好了。

◎若只有足竅陰穴現反射痛感，那只純為初發膽病，只要針對足竅陰穴行井穴療法即可。

◎膽病十之八九為胡亂吃藥，包括藥酒，因為肝會將其視為異物處理以致傷了肝、膽，尤其若同時吃多種藥，會引發膽病，故必須盡可能減少藥的種類，最好採用物理療法，當病人患膽病時，通常停藥數天後，膽病也好了。

◎多吃蔬菜、水果，使體內纖維素的成分增加，提高大腸的蠕動，以增進膽固醇的排泄，提高膽汁的新陳代謝率，可有效防止膽病。

◎少吃肉類，並減少高熱能食物的攝取，以減少從體外攝取膽固醇的比率及數量。

◎採行禪臥功每天三十分鐘，一個月內可治好膽病。

◎若膽絞痛甚鉅難忍，極可能為膽結石嚴重阻塞膽管或膽囊，請急速就醫，洽詢切除膽囊的必要性。當然，雖然切除膽囊在現今醫學上只是一小手術，但除非沒有其它方法可行，否則盡量不要切除之，因為切除任何器官都會波及其它器官及組織並引發經絡受損而引起相關病變。

## 實例介紹

【實例一】筆者朋友，某日告以最近疲倦異常，檢查其十二井穴，惟見足竅陰穴現痛感。經詢以最近是否常食諸多藥物，果不其然，謂同時食用降肝火、補腎、調經等藥物，經按摩足竅陰穴十五分後，痛感減弱，並勸以中止服藥以改進病情，三天後痊癒。

【實例二】某公司少董三月前，至國外出差回來後，每天昏睡十二小時以上，經檢查大敦穴及足竅陰穴皆現明顯痛感，勸採用禪臥功後五天痊癒。由於其係南懷謹大師高足，習過禪坐，行禪臥功時三分鐘就可引發諸振現象，經治好此病後對禪臥功充滿信心，現每天必定作此功，從此未再患病。

【實例三】張小姐告以常感昏沉欲睡，經檢查十二井穴，在厲兌穴及足竅陰穴見明顯痛感，經詢問，回告以因胃病故吃多種中、西藥物（含消炎劑），經勸以停藥四天，練禪臥功，治好膽病，另其胃病也逐漸好轉中。

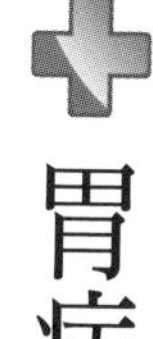

# 胃病

## 胃功能

當食物從口腔進入後，唾液中所含之澱粉酶可將澱粉分解為麥芽糖（是一種雙糖），其中只有一部分的麥芽糖可以分解為葡萄糖（是單糖）。當食物被咀嚼進入胃後，再由胃液消化。胃液中合有鹽酸可活化蛋白酶並具有殺菌功能，蛋白酶可將食物中所含之蛋白質分解為多胜類（經小腸消化後其終結產物為胺基酸，即尿素），黏液另可將食物變為乳漿狀，食物約在胃內停留二十分鐘，後再送往十二指腸、小腸、大腸等消化系，然後再經由肛門排出。

## 胃病成因

胃有胃壁包著，其上有黏液保護它，防止具有腐蝕作用胃液的侵蝕。

由於胃液乃由胃酸（鹽酸，乃一種強酸，ＰＨ值為1至1.5）、蛋白酶、凝乳酶（嬰兒時才有）與水合成之強酸液體，故若無黏膜保護，胃則易受傷害。

胃病計有胃炎、胃糜爛、胃潰瘍、胃下垂、胃癌等。

胃炎指胃壁黏膜產生萎縮性變化，使得胃酸分泌達不到正常值、消化力較差、容易飽脹，常見於年紀大者，屬老化症狀。若胃黏膜受侵蝕或磨損而有破損，較淺者稱胃糜爛，較深者稱胃潰瘍。若胃細胞產生病變，則稱胃癌。另外當胃神經興奮導致胃壁急驟收縮時稱胃痙攣。

正常人的胃，乃位於臍上方三寸處，從正常位置下降一寸以下稱胃下垂，其因乃是胃部肌肉收縮力減弱，以致食物無法順利地從胃送到十二指腸。

一般所稱胃病，大都指胃糜爛或胃潰瘍而言，其成因如下：

## ◎胃酸太多侵蝕胃壁

西諺有：「無酸、無胃潰瘍。」形成胃中酸液太多的原因，通常是由於吃食太多甜點。

當我們吃太多甜點或如香蕉、蔗糖等含高糖物質，往往有嘔酸現象。尤其是胃功能不佳之人，其現象更明顯，其因乃由於甜物多含醣類（碳水化合物），當它水解產生能量時會生成碳酸，與胃的分泌物鹽酸皆屬酸類。太多酸累積至某一程度就會穿透黏液、侵蝕胃壁。故曰：「甜傷胃。」

## ◎不正常之作息方式

如夜生活、常熬夜、不吃早餐、不細嚼慢嚥等不良的生活習慣，都有可能引發胃疾。如日本人染患胃癌的比率高居世界之冠，除了其喜歡吃醃漬食物外，大都由於來不及或因早餐太貴而不吃早餐，違反了自然生理週期。

因為早上七時至九時的用餐時間是胃經最旺時，胃酸分泌最多。若無食物可以分解，多餘胃酸留存胃部，初期可能穿過黏膜腐蝕胃壁，長期後（約三、四個月後）細胞就視此「病態」（不需要那麼多的胃酸來消化食物）為常態。也就是說，胃液就不活化、分泌物就減少，對食物的分解能力就減弱，一旦遇粗硬食物便無法消化而刺破胃壁形成胃出血。故人患胃潰瘍的人其胃酸含量反較常人為少。

夜生活者或常熬夜的人，則違反了特定時間睡眠的大自然原則，由於身體有些生長激素（荷爾蒙）是受「夜間睡眠」指令所控制，亦即只有夜間睡眠才能分泌，故損耗之胃組織經由夜間睡眠修護的能力就減弱了，若再未食早餐則受害更大。此外未細嚼慢嚥者，食物中所含之蛋白成分並未變為細小分子，如此則增加了胃的工作量，容易積勞成疾，或遇尖硬物而刺破胃壁。

## ◎常過食或暴飲暴食

每種組織都有一最大限值的工作量，若超過其值稱為「過負荷」，當一物質過負荷太久則容易疲乏而產生變形或病變。也就是說，不僅人會積勞成疾，細胞、五臟六腑也會積勞成疾。

個人若常過食，則胃細胞常常過負荷後就生胃病。尤其暴飲暴食者，食物量一下子超過胃負荷量，一下子又空無一物可消化，最易導致胃病。

## ◎喝大量酒或長期喝酒

喝少量酒可以開胃，但若未先食用米飯，則因酒精會抑制糖分之產生，且肝臟之粒腺體會燃燒，導致血醣下降，往往造成「空腹」之錯覺，而大魚大肉地吃，故曰「酒足飯飽」，而致胃過勞。

且若一下子喝入太多酒，酒精直人胃內，胃壁會被瞬間擴張，由於表面積增加，但質量一定，故密度變小，即胃壁變薄了。其理有如把氣球吹大時，氣球表面就愈薄，也就愈易破裂，而造成胃出血。即使未超過張力，長期擴張的結果也會使其長度擴增、彈性減弱，再由地心吸力的結果，造成胃下垂；若橫向擴張，則形成啤酒肚。

所以喜歡喝酒的朋友請記得，務必選擇在喝酒前先食點飯麵或甜點，但勿過量，如此則可開胃，促進血液循環卻又可避免酒醉。

## ◎過量食用辣椒、胡椒、咖啡等刺激性物品或常受刺激者

當食入刺激性、興奮劑之食品，雖可暫時提神，且由於交感神經受刺激會促進胃腸道蠕動，但若常久為之，胃細胞會將之規為「常態」，只有當輸入刺激物時才會使胃腸蠕動力達水平值。

也就是說，在平常未食興奮性或刺激性食品狀態下，胃腸道的蠕動力亦相對減弱了，容易造成胃痛，此種道理猶如吸食毒品容易上癮一般，其實，不是「人」上癮，而是「細胞」上癮了。

## ◎生活過度煩憂、緊張

個人若因生活壓力太大，會變得過度煩憂、緊張，也就是說產生了一個高電壓的脈衝。由於細胞是種電性血漿，當電位異常就會影體細胞膜的滲透壓，進而影響包括鉀、鈣等離子通過細胞膜之多寡。由於鈣離子濃度會影響神經傳導素及激素之分泌量，其中之一就是類屬胜肽類激素的胃蛋白酶。

簡而言之，有生活壓力或常看不開容易憂慮緊張或求好心切的人，其胃功能絕對不佳。因為胃蛋白酶缺乏，而鹽酸卻過多，除了激化胃蛋白酶外，留下過多之鹽酸侵蝕胃壁之故。

當人興奮或緊張時，高電壓脈衝會使血管壁受壓而引致血壓暫時升高，由於人體是一自動平衡系統，此時會產生「減壓」訊息，此訊息會刺激心臟分泌心房利鈉素，而促進鈣、鈉、鎂及水分排出，以減降血壓，導致血中鈣離子濃度減低而未至標準值，引發許多新陳代謝之功能障礙，包括抽筋、胃痙攣等。

## ◎胡亂服用抗生素等藥

有些人一生病，特別是如發炎症狀，就自己到西藥房買抗生素來吃，未請教醫師配以「中和」之胃藥，往往會因藥的酸性或毒性而傷害到胃。

## ◎感染幽門螺旋桿菌

若吃入不潔食物，尤其對消化不良的人而言，很容易感染幽門桿菌。此菌易聚居於胃黏膜的黏液上，由於細菌之細胞膜電位較高，由滲透壓理論來預測，如前述，會影響正常細胞膜之電位，進而造成胃生理上的變化，包括胃蛋白酶之分泌等而引起消化不良，進而形成胃病。

## ◎吸煙過量

由於煙的微粒甚小，雖然吸煙後，煙中的尼古丁大部分進入肺部，但仍有少量會進胃部。由於胃液並無法分解它，它就會與黏液混合後沾於胃壁上，污染了胃壁，久而久之，太多的積粒會使部分黏膜失去黏液的保護而容易發炎。

此外，不管是生理上（吃入食品）或心理上的刺激所引起的，都是屬於高能量的脈衝，沿著神經傳達到胃肌肉。若超過胃壁肌肉所能吸收的反應速率值，就引起「胃痙攣」。

至於胃癌乃癌之一種，由胃細胞病變而成，另見《不藥自癒》章節內專門講述。

## 自我診斷

染患胃炎的人，左側上腹部會有不適或痛感，初患者壓按背後之胃俞穴會有痛感，若轉為慢性，則壓按前胸胃經之中脘穴（見募穴圖三）或井穴厲兌穴，皆有明顯刺痛感（見圖二十二）。此外，吃食容易飽脹、有厭食感、容易噁心、口嘔酸氣或覺左側上肢隱隱抽痛，甚或心悸、低血壓。

胃下垂患者會便祕，以雙手托其下腹，則脹感會減輕，胃內有水振動聲，同時會引發頭重、頭痛。

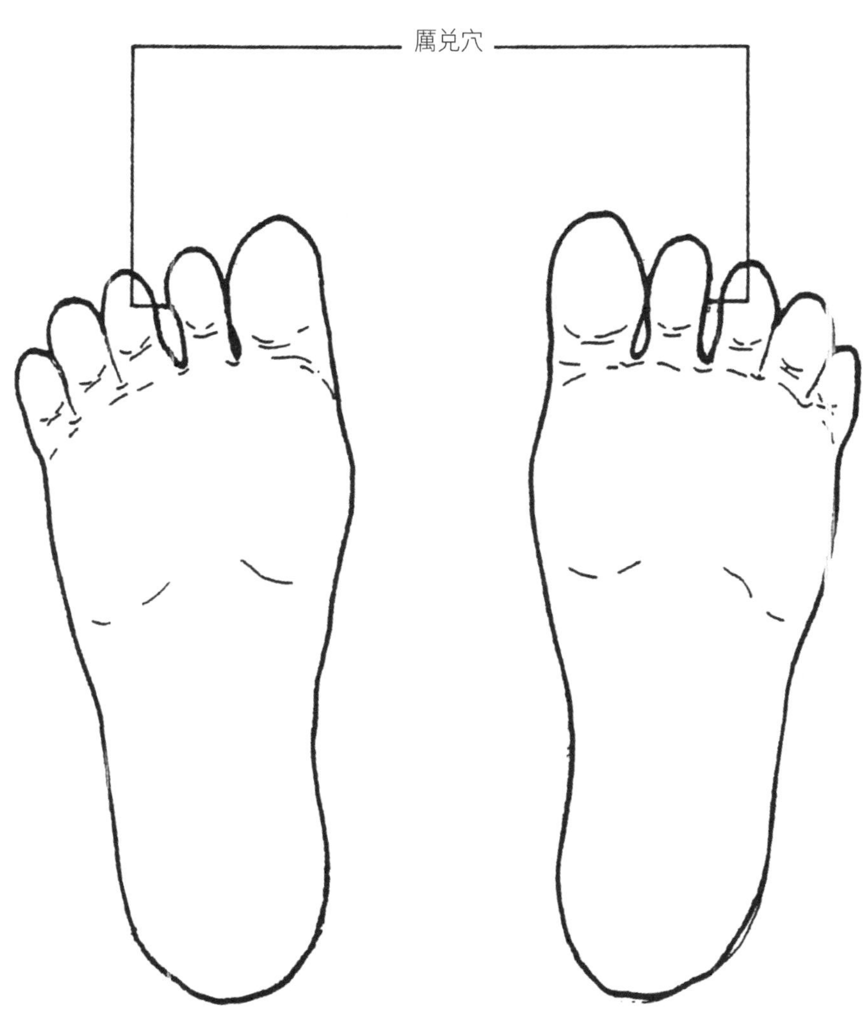


（圖二十二 胃病患者的反射痛點及診療點）

胃潰瘍患者會有嘔血、解出黑色大便現象。

胃癌患者由於癌細胞之不停增殖阻塞腸胃，病人無法消化食物、體重會逐漸減輕、臉頰消瘦、上腹腫大，而且病人往往會因痛苦而不時慘叫呻吟。

胃痙攣患者會覺得胃部整個抽搐起來，疼痛如絞。

## 胃病防治

**◎化學療法：**服用各種制酸劑，包括胃乳片、胃乳液，內含氫氧化鋁、氫氧化鎂等鹼性物質，因酸鹼中和，故可中和胃中過多的酸液。另外由於胃酸是經由胃壁細胞上的氫質子幫浦以運轉力打入胃腔內，故另可服用氫離子阻斷劑，以減少胃酸的產生，或嘗試消炎劑以殺死幽門桿菌。現已有所謂三種方法加起來之「三合一療法」，最近也有採用胃腸蠕動促進藥劑，以促進胃腸蠕動來增加胃功能的藥問世。

**◎常食用高麗菜：**高麗菜內所富含之維他命U是細胞修護胃壁、抗胃潰瘍的因子，宜多吃。

◎**腳底按摩**：在左腳拱形內凹處（腳心），大概在腎經井穴；湧泉穴處一帶為胃病反射帶，有胃病者壓按之會覺疼痛苦，但續壓則可使痛苦減輕，感覺較舒服，經常按摩之，可治療胃病。

◎**穴道療法**：針對胃經募穴之中脘穴或井穴之厲兌穴施以針灸、壓按、氣療、貼絆、意守、熱敷皆可治胃病。由於胃功能不佳之人消化不良，有可能亦導致肝、膽、脾病，故宜一起檢查大敦、足竅陰穴、隱白穴以確定其它毛病是否存在而必須同時治療。

◎**改正不良的作息方式**：盡量不熬夜、早餐要吃、少吃醃製或監漬食物、要細嚼慢嚥、勿暴飲暴食或過食、作息不要日夜顛倒、少吃甜點、少抽煙、少喝酒，及少食辣椒、胡椒、咖啡等刺激物，並勿自行胡亂服用抗生素，若要服用抗生素，記得一定要服用胃藥以保護胃壁，並且改正食易消化食物習慣，改食堅硬難消化之物以磨練增加胃的消化力，才可以治好胃病不復發（見《不藥自癒》）。

◎**保持祥和安逸的心態**：勿過度地興奮、憂慮、緊張，尤其是生氣。記得有一部西洋科幻片，描述有一個異星人侵入地球，科學家不論用什麼方法都沒辦法消滅它，最後它化形縮小鑽入某人的肚子內，結果那聰明的人就以想像要對付其仇恨的敵人，施以報復的心態，讓自己在生氣的狀態下，使胃分泌大量強酸而把該頑強的敵人「分解消化掉」。雖然這是個科幻故事，但也是讓人警惕到：生氣時所分泌的胃酸，其腐蝕力有多強，更何況區區胃壁了。

**◎當胃痙攣時，在胃俞穴（見圖二）上用力壓按二分鐘：**放手後，再壓按二三次，即可止住胃痙攣現象。胃下垂的人多因過食所造成，故胃下垂者應少吃，而且要多吃蔬果，藉促進腸道蠕動，以補胃消化力之不足。

**◎勿吃食太燙或太冰之物：**尤忌在吃食高溫食品後因「口渴」而喝冰水。不管是溫度太高或太低之物，進入胃中都會與胃壁之間有大量熱能的傳遞，如果不能為胃壁所吸收，就會傷害胃壁。尤其忽熱忽冷的溫度變化絕對會使胃調適不過來而引起傷害，不可不慎。

**◎定期健康檢查：**透過胃鏡及X光攝影以期早日發現病變種類，加以治療。

尤其胃癌若發現得早，及早就醫治療，以手術切除癌細胞或黏膜，則病人存活率極高。

**◎胃疼時，立即拉開衣服，將手置於患部，實施氣療**：可適度減輕痛苦。

**◎在厲兌穴（見圖十二）貼絆**：由人體$\alpha$波共振並創新氣血，對治胃病具極大功效。

**◎多攝取蛋類**：補充足夠之蛋白質，少吃脂肪類食品，因蛋白質為胃細胞之成分。

**◎禪臥功法來治療胃病有相當功效**：練功時請以心眼凝視中脘穴成厲兌穴，其效更佳。

總之，肝病、胃病都屬「富貴病」。除了胃穿孔、胃息肉阻塞幽門造成腹痛須急速手術外，若屬長期破壞所導致之疾病，要完全復原通常不是一、二天可速成，但若能按上法長期為之，必可治好胃病。永記下列八字並奉行之，必可跟胃病說「不」，那就是「食硬、無酸、無火（氣）、睡好、練氣」。若能加上貼絆，則效果更速。

## 實例介紹

【實例一】王君因不吃早餐，染患胃病，壓按右足厲兌穴有明顯痛感。經改正不吃早餐惡習，並每天實施禪臥功十五分鐘，半月後胃病痊癒，壓按厲兌穴已無痛感。

【實例二】筆者二妹患胃癌，於末期時每天會要求家人幫其按摩腳底，以止住其癌細胞吞食其它臟腑之痛楚。當我們手一離開其腳底，即慘叫連連，卻因發現得晚，仍然在一年後吐血而亡。但筆者曾教導多位朋友施以腳底及井穴按摩，確已治好五病例。（見《不藥自癒》一書）

【實例三】家母有遺傳性胃病，教以井穴療法並治好其失眠症後，現情況已大為改善，不像剛開始，一碰其厲兌穴，即疼痛地縮回腳跟。

【實例四】有位女性朋友胃病常嘔酸且便祕，經散以在胃經募穴：中脘穴貼上針灸絆後，便秘好了，胃痛也甚少發作。

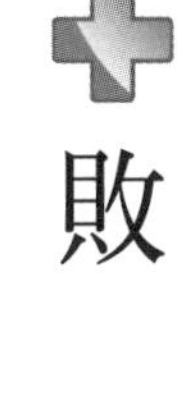

# 敗腎

## 腎上腺功能

中醫所說的腎，其實指的是「副腎」，即西醫「腎上腺體」所在之處。其位於腎臟上方，是一白色帶黃的小三角形結構，外層稱皮質，可分泌醣皮素、皮質醛酮素、性激素（雄性及雌性激素）、內層稱髓質，可分泌交感神經素。醣皮素主要用於調節血醣濃度，可抗發炎；皮質醛酮素主要為調節體內鹽類（可吸鈉排鉀，為一增壓素）的濃度，兩種合稱皮質素，另外雄（雌）性激素可促進雄（雌）性第二性特徵之突顯及生殖器官之發育。

在男子另有睪丸亦可分泌睪丸酮，而女子則另有卵巢分泌動情激素及助孕素（黃體激素），調節女子性特徵、性欲及性能力（包括懷孕及受胎）。

交感神經素可調節血液循環的速率，並協助身體應付緊急狀況。

由上可知，「腎之為用也，大矣哉！」腎主精、氣、神，因為性激素分泌與精元息息相關，血醣調節又與氣血生化有關，交感神經素又操控人的神經傳遞，決定人的精神狀態。

當然，腎臟與副腎是個小系統，與人體其它臟腑合為大系統，也就是說，彼此之間唇齒相依。比如說腎臟濾毒、排泄的功能不佳，人的神、氣缺乏，能量都耗在神氣的調節上，自會導致精元虧損。同理副腎功能差，血醣調節能力差，腎臟就須多花一些能量在過濾及再吸收功用上而易過負載而生病變，當然也易引起糖尿病。而糖尿病患的性功能差也已是一項眾所周知的事實。

大腦是人體的指揮中心，腎上腺皮質素及性腺的分泌都受腦部腦下垂腺的調控，它可分泌各種「刺激素」，以刺激各種激素（荷爾蒙）的分泌。所以對於挽救「敗腎」，第一先決要件就是要靠腦部的堅定信念，也就是要常常想著「我行、我行、我精力超人」。如此透過細胞對話的歷程，可刺激腦下垂腺，進而刺激性腺及腎上腺皮質素之分泌，而收培元固本，強精壯腎之功。

## 敗腎原因

◎高血壓或心臟病病患：由於性行為會使人體興奮、脈搏加速、血壓增高，所以高血壓成或心臟患由於恐懼病發而抑制腦下垂腺及性腺之分泌，常導致陽萎、性冷感及早洩。

◎糖尿病患：由於血醣濃度異常、神經素的傳達異常，對興奮、痛楚的感覺遲鈍，使神經中樞無法傳遞勃起所需的興奮神經信號，以致勃起中樞無法充血而導致陽萎。

◎施打太多女性荷爾蒙：有部分女性及人妖為了愛美，施打過量的女性荷爾蒙，雖使女性第二性徵較明顯，皮膚細膩，但由於女性荷爾蒙過多會導致腦下垂腺分泌減少，久之反降低性欲，往往會導致女（男）子性冷感，性事興致缺缺，不可不慎。人妖經常施打女性荷爾蒙，由於不能勃起，故通常只能扮演「同性戀」中

「〇號」的角色，成為男性的玩偶即為明證。

◎生殖器或泌尿器官發炎病患：由於發炎，男性勃起會疼痛，女性則懼怕磨擦所引致之疼痛而無性欲。

◎不愉快的性經驗：任何不愉快的性經驗，包括受暴力、嘲笑……等都會導致性冷感或不能勃起。

◎性愛伴侶的不專心：若對方不專心，常會導致性冷感、陽萎及早洩。

◎熬夜：熬夜含影響精元的再生而導致陽萎、性冷感。

◎事前飲用太多液體，以致於尿道充滿壓力往往會導致早洩。

◎喝酒太多：會影響血醣濃度而影響神經的傳導失常以致陽萎、早洩。

◎前戲太長往往會導致未性交前興奮能階的梯度累積上升至超越最大興奮崩潰點而早洩。

◎過勞：過勞指消耗的能量大於吸收的能量，精元耗損速率大於生化速率。

◎腎臟病變：如前述，亦會敗腎。

◎肝病或肝功能差會導致新陳代謝失調而引起性能力薄弱。

## 自我診斷

◎敗腎通常指性冷感（缺乏性欲）、陽萎（臨事不能舉起）、早洩（在很短時間內即發洩），泛指一些老是精力缺乏、無精打采者。

◎壓按腎經井穴湧泉穴或神力穴出現明顯痛感，而繼續壓按時，經由調節的功能發揮，腳底及全身會出現熱感（見圖十二或圖二十三）。

◎常伴有精神抑鬱寡歡、失眠、遺精、頭痛等所謂神經衰弱症。

## 敗腎防治

◎檢查並按本書上方法治好肝病、腎病、糖尿病、高血壓、心臟病等症。

◎若有施打女性荷爾蒙者，請中止。

◎看心理醫生，解除心理障礙，忘卻不愉快之性經驗，或經由自我暗示法解除之。

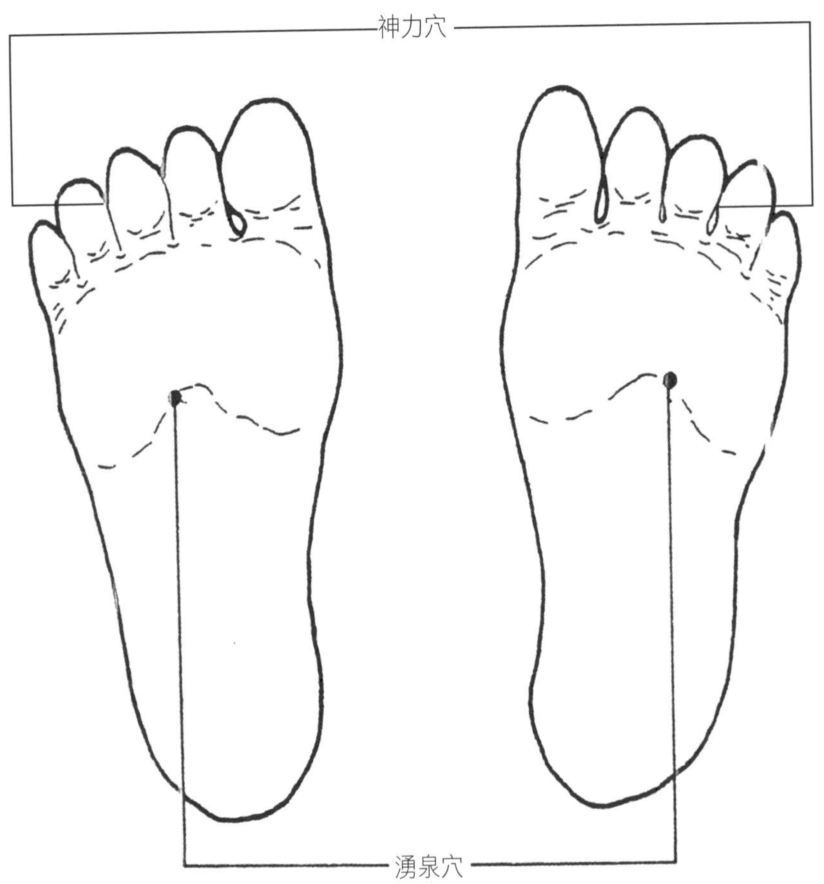


圖二十三　敗腎（無精力）之反射痛點及診療點

◎要求性伴侶專心以待。

◎盡量勿熬夜。

◎做愛前勿飲用含酒精的飲料。

◎避免前戲為時過久。

◎在精力充沛下從事性行為。

◎按作者所著有關性愛之書：《圓美性愛學習手冊》上所述之法培元固本，並經由性愛反應曲線的了解以達可控制交合時間的長短境界。

◎湧泉穴意即「湧出生命之泉的穴道」，經常壓按之，可治性冷感，強化精力。若在禪臥功下意守湧泉穴，定可使精力百倍。

◎平常多練習深呼吸兼以提肛同時內縮陰道（或陰莖）之動作，可使男女精元強固，百戰不泄。

◎臨事前充滿信心。

◎每天必食兩個雞蛋，一杯五百毫升牛乳，可使精力旺盛。

◎男子意欲射精前，放鬆肩膀，閉目，吸氣，陰莖微抽離陰道採取淺入狀，再吸氣提肛或抽出變換姿勢，可防早洩。

註：至於一般的腎臟病，治療法請另見後面「泌尿」章節及《不藥自癒》一書。

## 實例介紹

【實例一】廖先生年少時由於精力旺盛故常常夢遺，由於誤聽傳言，婚後發現自己缺乏信心，患早洩症。經其妻子再三鼓勵且疼惜有加後，於是終能重建信心，治好早洩症。

【實例二】陳先生年約四十許，常覺精力缺乏，兩個月方行房一次，經實行「每天兩個蛋，一瓶牛乳」的運動後，現精力旺盛，前後判若兩人。

【實例三】丁先生年約三十，患性冷感及早洩，經採行禪揮臥功三個月後現已痊癒。

【實例四】林太太長期身體冰冷及性冷感，常因腳冷而失眠導致脾氣大，性致缺缺。經教導每日壓按湧泉穴二十分鐘後全身發暖，除治好失眠症外，現也每天神采奕奕，問及其夫妻恩愛情事，總笑而不語。

【實例五】據野史記載，趙飛燕、武則天、楊貴妃、夏姬部、是從道士處習得「深呼吸收腟」法，而表現如處女般的魅力使君王迷戀有加。

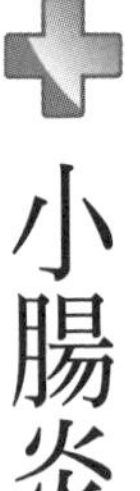

# 小腸炎

## 小腸功能

小腸之前段稱十二指腸，上接胃部，下接大腸。由於胃含胃酸，故另有由膽囊經總膽管送來高PH主值（鹼性）的腔汁，以中和胃酸，使食物易受腸內消化酶（胰液之PH值在7.8至8.8間）之作用，而膽汁中之膽鹽亦能使脂肪乳化成小球狀，增加其表面積，使易與脂肪酶接觸。至此準備工作算已完成，此時由胰臟所分泌之胰液亦由胰管注入十二小腸。

胰液內含澱粉酶，可將澱粉分解為麥芽糖（屬雙糖）：含蛋白酶可將蛋白質分解為肽（多胜）類：含脂肪酶可將脂肪分解為甘油及脂肪酸：並含核酸酶，可將核酸（DNA、RNA）分解為核苷酸。食物進人小腸後，腸壁的腸腺體會分泌腸液，將以上所有的大分子全部分解為小分子，即以雙糖酶將麥芽糖等雙糖轉化為葡萄等單糖，以多胜酶將肽類分解為胺基酸，又以核苷酸酶將核苷酸分解為核醣、磷酸及含氮鹽基，此為小腸的前半段消化作用，後半段則負責吸收作用。吸收的部位在小腸內壁，內含絨毛，絨毛內有微血管及淋巴管，藉擴散或經主動運輸營養經靜脈送回心臟（有部分須先送至肝處理）再送至全身體細胞。

## 腸炎成因

常見的小腸炎包括十二指腸潰瘍之肚臍周圍腹痛及拉肚子。

十二指腸潰瘍的主要理由為胃酸分泌過多侵蝕腸壁，當然若肝膽病則膽汁分泌太少無法中和胃酸，亦有可能引起十二指腸潰瘍。而拉肚子（腹瀉）通常走由於吃了不乾淨、有毒、難消化的食物或飲料而感染細菌或病毒導致腸內病原菌增加：此外痢疾桿菌侵入腸時亦可能引起急性腸炎。

另睡覺時著涼、飲食過量、金屬及藥物中毒、精神壓力太大都會引起下痢。正常人的糞便含有70％至80％水分，超過90％時稱為下痢。

## 自我診斷

◎十二指腸潰瘍症狀包括嘔吐、噁心，嘔酸……等。
◎一般腹瀉則除嘔吐、噁心外，有急便現象，呈稀疏狀，甚至黏稠見血。
◎痢疾患者則是在感染後一至七天，方出現高燒、腹痛、腹瀉，全身乏力。
◎壓按小腸經井穴少澤穴，會出現明顯痛感（見圖二十四）。

## 腸炎防治

檢查厲兌穴是否現痛感，如有，表示係十二指腸潰瘍，因為它是胃酸不正常所引起，當然也會反射在胃經井穴上。如是，請按胃病療法治之。如果沒有，則是小腸炎，則可採用下法治之：

◎至醫院打點滴，補充電解質及水分。

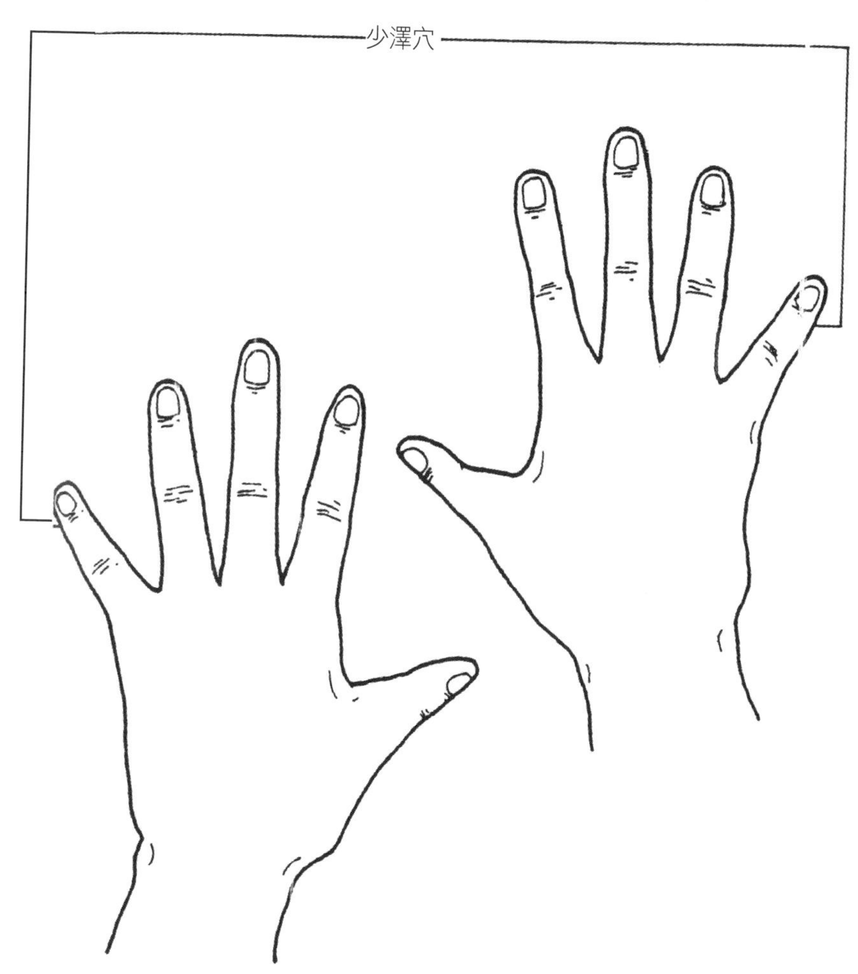


圖二十四　小腸炎（下瀉）反射痛點及診療點

◎吃三顆正露丸：日本人因常吃生蔬菜，故常拉肚子，正露丸即是日本家庭必備的止腹瀉良藥。

◎空腹兩餐以清腸。

◎在少澤穴貼上針灸絆或針灸、壓按、意守。會有速效。

◎深呼吸五分後，想像從肚臍引入一口氣，然後以右手貼於肚臍上圓圈形狀按摩腹部，圓圈之半徑由小而大最後擴及全身胸腹，反覆為之，會產生電磁效應而排出廢氣及　物。

◎練禪臥功法二十分鐘。

◎生活壓力太大亦會引起自律神經失調，進而影響胃腸蠕動，而且會使腸子內部有害菌叢數量激增，亦有可能引起下痢，故凡事只求盡力而為，勿刻意強求以減低生活壓力，可減少小腸炎之染患率。

◎勿吃生冷及不潔食品，勿過食，勿胡亂吃藥。

◎睡覺時要將肚子蓋著或包裹著，以防著涼。

## 實例介紹

【實例一】筆者曾在晚宴席上見張姓朋友不敢吃油膩之物，詢其所以，謂患腹瀉。經壓按右手少澤穴見痛感，教以壓按井穴法及肚臍引氣繞圈法，約二十分後即痊癒，開心享受美食。

【實例二】黃同事腹瀉，禪坐三十分後痊癒。

【實例三、四】見「後記」篇。

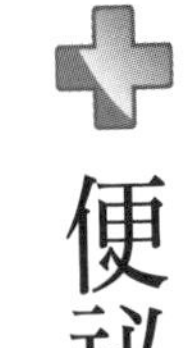

# 便祕

## 大腸功能

人體所需要用的水分，均由大腸負責吸收，它也吸納鹽分經由肝送回心臟再送至全身細胞。此外，大腸內有一些對人體有益的「共生」細菌，如大腸桿菌等，它可將人體所吸收的纖維素改造成多種維他命，而隨著水分、鹽分被吸收的途徑送至全身細胞，參與新陳代謝的功能。

而新陳代謝後所剩的廢物，包括自殘破壞或死亡的人體細胞、細菌、膽色素、黏液及水分混合成大便經大腸的尾端：直腸口（肛門）排出體外。

## 便祕成因

若人體喜歡肉食，少食蔬果，將導致大腸蠕動不良。由於纖維素屬性為一種不會被分解的醣類，只含於蔬果內，功用在促進大腸蠕動。而且長期肉食將導致大腸內此種分解纖維素的細菌被弱化，弱化結果使得需要性降低，故此種菌量會減少，引起維他命缺乏之症。

另外若常服用抗生素消炎，也會殺死腸內的有益細菌，使腐敗菌滋生，亦會使體內欠缺維他命而影響新陳代謝的功能。當大腸蠕動不良時，宿便將難以排出，是謂「便祕」。

此外，若生活緊張，由於高電性脈衝干擾了自律神經的調節，久之，亦會使大腸的蠕動失調，造成便祕。

糞便通常會先堆積在直腸內括約肌處，當糞便份量充足時，會使直腸擴張，而且內部的括約肌隨之放鬆，糞便將會掉至肛管內由外括約肌收縮以控制其不致任意流出，待外括約肌放鬆後，直腸伸直而完成排糞動作。故若是糞便不易進入直腸或是在直腸儲存太久，或是內、外括約肌無法放鬆時都會引起便祕。

如腸炎或腸癌使得腸道阻塞、脊髓受傷（神經信號無法傳至括約肌）、蛔蟲纏繞肛門口、甲狀腺功能低落（神經信號傳遞異常）、不好的排便習慣，新生幼兒若患巨腸症、迴腸閉鎖、無肌症等皆會引起便祕。

此外若是搬家及旅行等環境改變，使生活步調變亂，亦會引起暫時性便祕。

## 自我診斷

◎大便次數減少，糞便乾燥難解，腹部疼痛。

◎壓按大腸經井穴之商陽穴時出現明顯痛感（見圖二十五）。

## 便祕防治

◎平常多食蔬菜、水果、牛乳、種子。木瓜內含木瓜酶，香蕉內含香蕉酶，鳳梨內含鳳梨酶皆可分解肉類，使便軟化，有助於排便，平常應多食。而牛乳亦有助

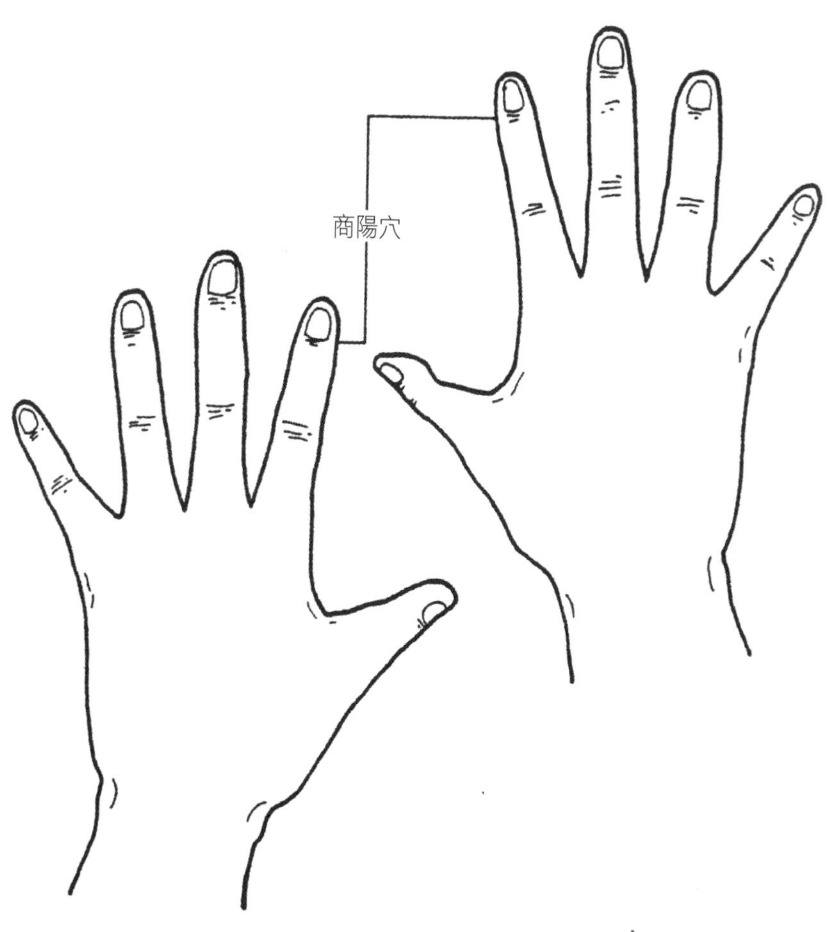


圖二十五　大腸炎及便祕反射痛點及診療點

於排便，故「水果牛乳」對便祕患者而言可說是絕佳妙劑，既補身體又助消化、通腸胃，可謂一舉數得。

◎平常養成良好的排便習慣，每天至少一次。勿忍著想大便的意圖，也勿濫用浣腸劑。若採用坐馬桶式排便時，雙腳要著地以方便出力，可利排便。

◎常採用深呼吸（吸時肚子下凹，呼時肚子凸出）代替淺呼吸，而吸氣時則兼做提肛動作，練習收縮括約肌，可強化括約肌的收縮能力，以利排便。

◎多喝開水，以防水分太少，造成糞便過於乾燥難解。此外，每天若在就寢前在床前旁置放一杯冷水，醒後立即（未走動）飲下，它進人空胃後，會將刺激傳至結腸，使其反射收縮，促進大腸蠕動，引起排便機制。

◎少吃糯米飯、乳酪或所謂的「精製食品」，或以麵食代替米食，因熟米粒具有沾黏性。

◎平常盡量少吃藥，尤其是消炎藥，能不吃最好不要吃。若因需要而非藥不可時，也須聽從醫師指示，佐以胃腸藥，以避免傷及胃腸內之有益菌，減低胃腸功能。

◎便祕時，請吃根香蕉或喝杯木瓜牛乳。香蕉及木瓜牛乳可說是最好的通便劑。一般人便祕時可立即去買根香蕉食用，常可立通腸胃，解除便祕的痛苦。

◎平常多做禪臥功，可幫助通暢，防止便祕，便祕時搓揉商陽穴或虎口合谷穴可助排便。

◎刺激針灸或壓按或貼絆商陽穴可治功能性便祕。

◎保持愉快心境，鬆弛緊張的情緒。

◎化學療法：大腸內菌種有一百種，一百兆株，含有益菌及腐敗菌。有益菌以雙叉乳桿菌做代表，平常在一微妙平衡下，若輸入毒物使腐敗菌增生，就會引起便祕或下痢。種市售有雙叉乳桿菌（DHA）腸錠可抑制腐敗菌增生，可改善及治癒便祕及下痢。

## 實例介紹

【實例一】筆者以前一天排便一次，改為素食後每天排便三次。

【實例二】莊小姐便祕難解，經勸告後食用一瓶木瓜牛乳，立即排出宿便。

【實例三】趙先生，常食精製食品，多年來每三、四天才排一次大便，經勸以修正飲食習慣，多吃蔬菜水果等自然食品後，現在已一天如廁一次。

【實例四】某日與朋友吃飯時，告以其已二日未排便，經點食一盤香蕉水果拼盤後，並在其右手商陽穴揉按（該處有反射痛點），二十分鐘後即解出宿便。

【實例五】齊同學在臨高中聯考前夕，突染上功能性便祕，考完試後發覺考得不錯，心情放鬆後，便祕也好了。

【實例六】林先生患便祕，被告以柳丁及橘子表皮瓣內的白絲為良好纖維素可治便祕，遂買來天天食用，治好了多年的沈疴。

【實例七】某日筆者早起七時便祕，搓揉商陽穴五分鐘後宿便順利排出。

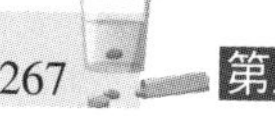

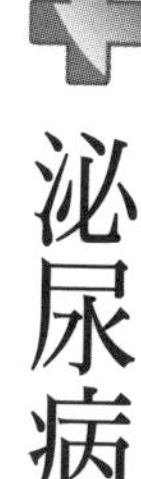

# 泌尿病變

## 泌尿功能

膀胱之首要功能為儲尿及排尿、與腎臟互為表裡，其關係猶如膽與肝之關係，故腎病必導致膀胱病，反之，膀胱病變若不迅速醫好，也會導致腎病，故膀胱的功能雖只為被動性的儲運，卻與腎臟的多種重要功能息息相關，可說是「腎臟功能的前哨觀測站」。

腎臟位於腹腔背後，脊柱第十四椎下兩側，可分為皮質及髓質，由腎動脈、腎靜脈、腎盂、輸尿管構成，收集尿液後匯集於膀胱，下開口於尿道。其主要機能構造為腎元，左右腎約計一百萬個，含腎小球（乃是微血管網，由絲球體組成）及腎小管（由近端小管、亨氏管、遠端小管組成），收集尿液後到達髓質之集尿管再排出。

經由腸絨毛微血管所吸收之營養成分經肝門靜脈、肝、下腔靜脈後到達心臟，再送往腎動脈，進入絲球體，經過濾後到達鮑氏囊（由腎小管內陷成之杯狀囊），此時濾液中含有葡萄糖、胺基酸、脂肪酸等小分子物質及水分、無機鹽，並含尿素、尿酸等毒物，由於濾液中仍存在有用物質，故此時腎小管發揮再吸收及過濾功能，使得葡萄糖、胺基酸、脂肪酸等有機物先在近端腎小管再吸收，水及礦物質等無機物在遠端腎小管被再吸收後經由微血管再送回心臟；另外無用物質：如尿素、尿酸、小部分水分、毒物、藥物等即化為尿液由集尿管經膀胱、尿道排出體外。

## 致病因

◎老化：隨著年紀漸增，腎小球數目會減少、腎動脈會硬化、荷爾蒙分泌減少，會使得腎臟過濾，再吸收、排泄及調節水分、電解質（維持血液中之酸鹼濃度值）、血壓的功能減弱，而較容易產生病變。

◎其它臟腑病變所導致：如前述，糖尿病、高血壓、心臟病都會引起腎臟病，反之亦然。

◎尿路阻塞：前列腺肥大（男性）、子宮下垂、卵巢或子宮頸生瘤（女性）都會造成膀胱口或輸尿管的阻塞。

◎尿路感染：各種細菌（淋菌、葡萄球菌、桿菌等）、病毒（梅毒、愛滋）都容易因不潔之性接觸而感染尿道口，尤其男性由於輸精口與尿道口相同，更易感染。

◎動脈硬化而形成腎血管栓塞。

◎腎臟癌。

◎腎絲球炎：感冒、腮腺炎等病毒，鏈球菌等感染或免疫疾病等都可能會傷害到腎絲球，出現蛋白尿、血尿、水腫、發燒等炎症。

◎尿路結石。

◎膀胱無力導致夜尿。

## 自我診斷

◎出現水腫、蛋白尿、血尿。

◎有的伴有呼吸困難、發燒、心律不整、噁心、嘔吐、神智不清等「尿毒症」。

◎尿路感染時會小便困難，小便時會感到疼痛且覺得尿液排不乾淨、尿道口癢，並伴隨發燒。

◎尿路阻塞時會小便困難，小便頻繁及夜尿。

◎腎臟癌可見異常腫塊。

◎膀胱無力者會小便頻繁及夜尿。

◎泌尿系統病變會在膀胱經之井穴至陰穴出現反射痛感。由於牽連到腎，放在腎經井穴：湧泉穴亦會出現痛感（見圖二十六）。

## 泌尿防治

◎褲子保持乾淨清潔。

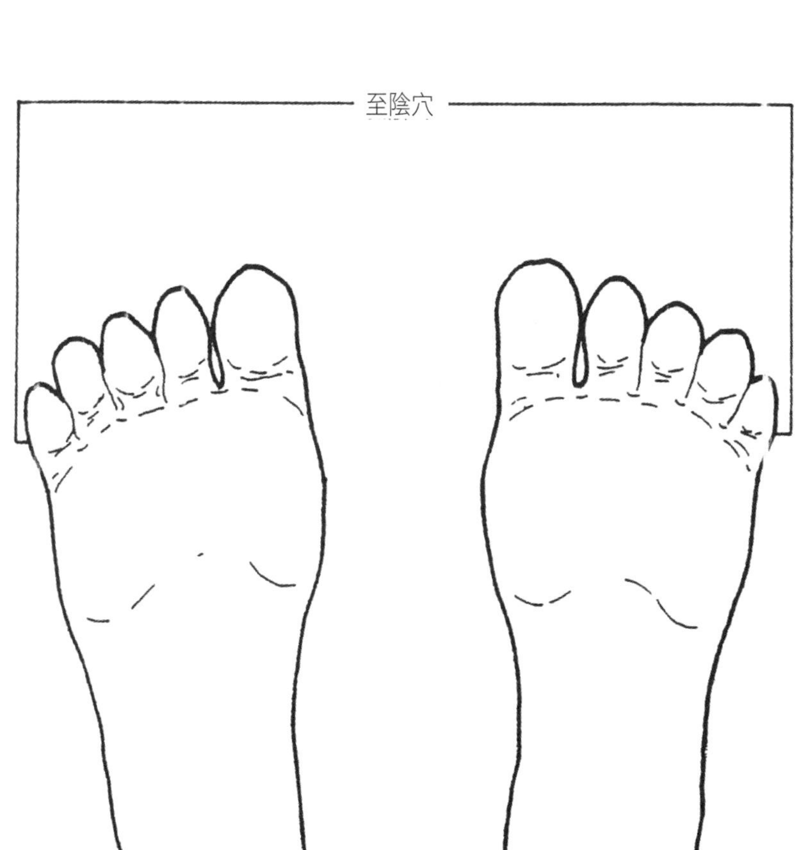


圖二十六　泌尿系統病變（含膀胱無力）之反射痛點及診療點

◎盡量勿口交，但如採行，務必要先刷牙，而且以舌舔弄代替嘴吸，且做愛前務必請先沐浴潔身及洗手，避免因挑逗而感染細菌。盡量以淋浴代替坐浴（尤其是女性）；如發現性愛伴侶有濁尿、分泌物黏稠惡臭、性器官有紅腫、破孔、尖瘤物、硬塊的話絕對不可行房，並最好養成戴保險套習慣。而且要養成沖洗及排尿習慣，因為它可帶走大部分因「內吸」所沾染的細菌或病毒。

◎男女如發覺陰毛部奇癢難當，（若是女性小便會痛），十之八九是蝨蟲寄生，務必要以刮鬍刀刮淨陰毛，並請對方一併為之，以防乒乓效應，女性若陰唇併發紅腫，可擦腎上腺皮質素，三天可癒。

◎除了梅毒須施打盤林西尼特效劑外，有尿路感染徵狀時需先做細菌培養之病理檢驗以確定菌源及有效針藥，對症下藥（針），數天內即可復原。但如係嗜血桿菌引起之病變（俗稱菜花），尚須以藥粉灑在破孔上並以雷射光等手術切除菜花瘤。

◎檢查各井穴，查看是否為其它病變（如糖尿病、高血壓、心臟）所引起，如是，則同時治療其它病變。

◎定期做子宮抹片檢查，如發覺良性腫瘤，切除之。

◎少食脂肪類，避免中年後因脂肪細胞太過肥大，導致染患前列腺肥大或子宮下垂等症。

◎患感冒及腮腺炎等引起血尿，要多休息並聽從醫師指示，併用抗生素治療。

◎尿路結石時要就醫，以碎石機擊碎結石，擁有充分睡眠、休息，並依「痛風症防治法」施行以防止結石之再生。

◎膀胱無力、夜尿症可針對至陰穴及湧泉穴施以井穴療法即可治之。

◎平常多練行禪臥功法：由於禪臥功法屬人體的「Refresh」（刷新）功法，可刷新臟腑及細胞，對於腎臟這種屬過濾、再吸收、排泄的器官可說是最好的一種功法了，每天做禪臥功二十分，保證可增加腎臟及膀胱功能，避免病發。

◎平常多做深呼吸，並在「吸」的同時，兼行忍尿之動作，收縮尿道括約肌，可強腎及治膀胱無力、夜尿。

◎如果腎絲球發炎，飲食要注意低鹽原則，如出現水腫時，要減少水分之攝取。

◎養成墊腳根排尿習慣，由於刺激到至陰穴，可強化膀胱。

◎少吃藥，因藥會被人體肝腎視為「外來異物」，少吃藥可避免藥傷害肝腎。（包括施打顯影劑亦請避免）

◎避孕銅T掉落亦可能引起血尿症，故避孕最好不要採用此種「異物」裝入法。

由於腎主排毒，若功能衰竭則毒物積存體內，是謂尿毒，必須靠洗腎，換腎過日子。所以務必請記住「防治勝於治療」及「治病於初期」二原則。

## 實例介紹

【實例一】許小姐出現血尿，經顯影劑施打檢查，腎出現不明異物，醫師懷疑子宮避孕器作祟（已多年未取出），取出後恢復正常。

【實例二】劉先生患淋病，施打消炎針兩針後（一天一針）後復原。

【實例三】陳先生患葡萄球菌感染，施打兩支消炎針後痊癒。

【實例四】李先生患菜花，經醫師指示服用消炎物後，由於菜花尖瘤面積不大，經手術刀切平，再以酒精及紅藥水消毒，禁房事二月後痊癒，外觀無異狀。

【實例五】石先生陰毛部奇癢，抓之無效，且癢處現紅疹，經剔除後痊癒。其女性伴侶在剔毛後陰唇仍感染紅腫，擦以腎上腺皮質素藥膏後三天痊癒。

【實例六】王小姐膀胱無力，每小時要上一次廁所，教以禪臥功後痊癒，氣色也進步許多。

【實例七】陳翁膀胱無力，經日日練習深呼吸提肛法後，再也不會為夜尿所苦，每天擁有愉快的睡眠，神采也由萎靡不振變為炯炯有神了。

【實例八】沈先生感冒引起喉痛及膀胱痛，檢查關沖穴及至陰穴現痛感，經針對二穴施以井穴療法後，兩天痊癒。

# 第六篇

## 常見疼痛疾病

常見疼痛疾病有：頭痛、神經痛、痛風等。

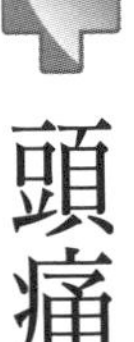

# 頭痛

## 腦部功能

腦位於頭骨內，分為大腦、小腦、中腦、橋腦與延腦。大腦分成左右兩半，外層皮層由神經細胞體構成，可接受五官及皮膚傳來之訊號產生知覺，亦可發號施令，控制肌肉運動，又能記憶學習語言思想，可謂「命令中樞」。延腦下接脊髓，藏於脊椎骨內保護，含神經纖維及細胞體，可傳遞神經衝動訊號並具反射作用以保護肢體臟腑（例如：手碰尖物立即收回屬肢體反射，呼吸、心跳、分泌唾液屬內臟反射）。

就物理學而言，所有的神經衝動都是一種神經細胞表膜電位差的改變，而腦及脊髓中樞神經位於腦及脊髓的神經稱周圍神經；由脊髓發出，連於五臟六腑的稱自律神經，又分為交感神經及副交感神經，產生對偶拮抗作用，以達成身體微妙之平衡。

頭部最怕的是出血、缺氧、高燒、衝撞及化合物等傷害到腦或脊髓神經及細胞體。

## 頭痛原因

頭痛依嚴重性分為慢性頭痛及嚴重頭痛兩種。所謂嚴重頭痛是指除了頭部劇痛、噁心、發高燒（38℃以上）外，會陷於想睡之狀態，並引起言語、知覺上的障礙。如此則係腦部受傷或因腫瘤引起腦部出血，要迅速就醫，接受腦部斷層掃描或做腰椎穿刺，抽取髓液檢查以確定頭骨內是何疾病，其它的則為慢性頭痛，只需自我治療即可。

慢性頭痛依頭痛部位不同區分為：前頭部頭痛、後頭部頭痛、頭左側或右側單邊病之偏頭痛。依其成因又分為：

◎臟腑病變反射：如肺炎、膀胱炎。

◎細菌或病毒感染：如感冒。

◎五官病變反射：眼病、耳病、牙痛、鼻病等引起。

◎血管擴張性頭痛：如宿醉或偏頭痛。
◎肌收縮性頭痛：由肌肉緊張引起，常伴有肩痛及頸肌痛。
◎神經痛引起：後頭神經因受壓（如腫瘤或脊柱不正壓迫神經）而引起後頭神經痛，或脊柱彎曲、斜轉、捻轉引起顏面三叉神經痛。
◎女性生理痛（經痛或更年期痛）引起。
◎失眠性頭痛。
◎高血壓性頭痛。
◎心理壓力引起腦腔壓力之頭痛：因憂鬱、緊張、煩悶等無法發洩所引起，通常為偏頭痛，但亦有全頭痛者。
◎缺氧性頭痛。

## 自我診斷

頭痛除了單純的痛感之外，通常都會感到頭熱腳冷、頭部有束縛、壓迫感，間伴有噁心、嘔吐或想睡，或伴隨神經痛、肩痛。

## 頭痛防治

除了嚴重頭痛須迅速就醫，並至大醫院做電腦斷層掃描外，其餘可依下法為之：

◎取用阿斯匹靈等鎮痛劑先行止痛。（如果是出門在外）

◎在室內，請檢查門窗是否緊閉。如是，可能因缺氧導致腦細胞營養不足，應迅速打開門窗，做深呼吸以補充氧氣。

◎如係女性生理痛或更年期頭痛，則壓按脾臟井穴隱白穴，必呈痛感。反覆壓按之，頭痛會減弱，亦可貼上針灸絆。

◎脾、胃、膀胱不良皆可引致失眠性頭痛，故應一併檢查隱白穴、厲兌穴．至陰穴，針對痛點持續壓按之。

◎如覺得血壓上升而頭痛，則應禪坐定心，血壓即會下降，頭痛消失。

◎如伴有咳嗽、流鼻涕症狀之頭痛，可針對少商、關沖穴按摩之。

◎檢查其它井穴，以判斷是否臟腑病變所引起，並行穴道療法。

◎檢討最近是否有心理壓力，如有，針對壓力形成原因，設計出一套解決壓力之方法，然後對自己唸著：「按此為之，必可成功。」

如有怨恨，將之書寫於紙上發洩之，然後燒掉紙張，會頓覺壓力一掃而空，頭痛也霍然痊癒了。

◎任何頭痛，可壓按百會穴（頭頂上正中）、太陽穴（前頭部兩側凹陷處）及大足趾與次趾中間凹陷處之行間穴‧可減輕痛感（見圖二十七）。對百會穴可以手掌呈圓圈狀揉按，對太陽穴可以大拇指揉按，對行間穴可以大拇指壓按。

◎若因牙痛所引起，由於合谷穴（虎口凹陷處）係大腸經的原穴，而大腸經通過牙齒，故牙痛引起之頭痛，壓按合谷穴約十至二十分後，牙痛及頭痛皆會消失。

◎回想或詢問檢查病患最近是否睡過沙發成凹陷、不平之床鋪，導致脊柱神經不正，而引起手臂伸展不良及頭痛，俗稱「落枕」；或長期坐姿、立姿之彎曲引起脊柱神經彎曲，壓迫到頭部或顏面神經而引起神經痛。如發覺脊椎有不正現象，則

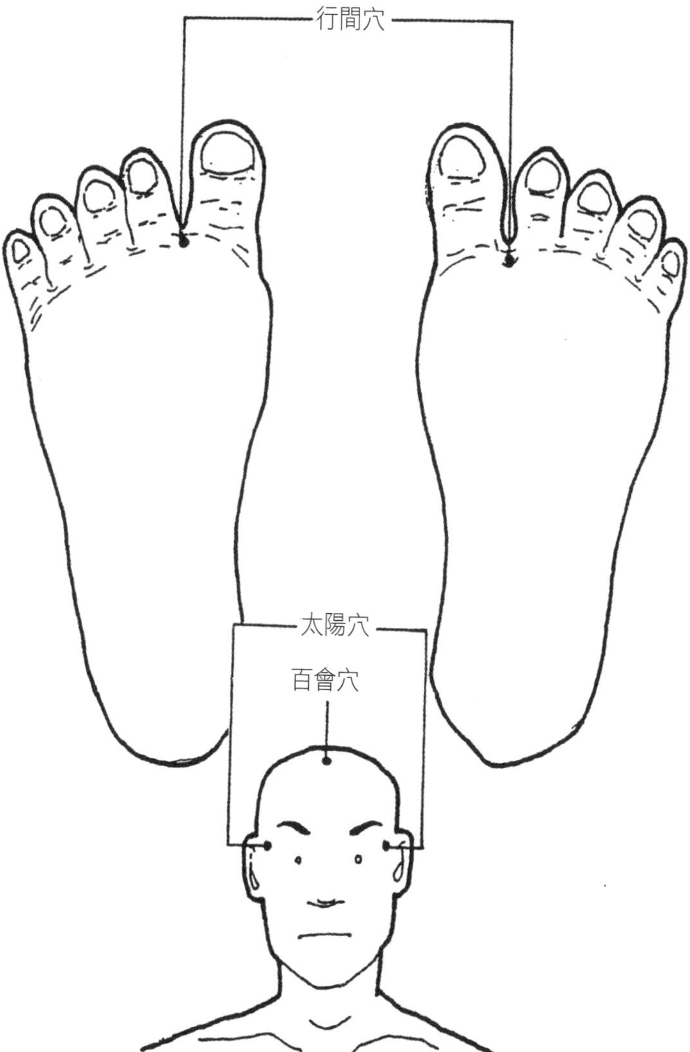

圖二十七 一般頭痛反射痛點及診療點

以手背敲打大椎（低頭時頸都有大突出之硬骨處）穴，並以手推拿患者之頸椎並請其以大椎為軸，左右旋轉頭部，此時可聞很清脆的轉動聲，頭痛頓然消失。

◎如伴有頭熱、腳冷則可以冰袋貼壓於疼痛部分，並以熱吹風機吹腳底之湧泉穴。

◎如係疲勞所引起，則可行溫泉浴以消除之。

總之，由於頭部是一命令中樞，當身體上有任何不適時，經感測後會經由神經網路傳達一「變異」的訊號至腦神經中樞。由於背部有膀胱經經過，內有十二經脈之原穴，脊椎又有神經連到臟腑，所以不管頭部、臟腑、神經有「異常」訊號都會引起「頭痛」。所以頭痛，其實並不是「頭在痛」，而是頭部感知「異常」信號。

如非劇痛則可先依捏耳垂法法止痛，即立於閉眼患者背後，再以左右手大拇指及中指捏住患者之左右耳垂，藉由腦內嗎啡之分泌先行減輕其疼痛後，再按照上述方法為之。亦可自行為之。

慢性頭痛，十之八九源自於生活壓力，如果能夠記住：「寬心、抬頭挺胸、不過勞、深呼吸、坐禪。」五原則，當可避免90％以上的頭痛。

## 實例介紹

【實例一】李姓學生患癲癇症，某天忽覺頭脹甚痛，經比較百會、太陽、行間三穴，發覺行間穴反射最大痛感，經壓按後十分後痛苦消失。

【實例二】陳先生，因熬夜疲倦導致頭痛，壓按太陽穴後痛苦消失。

【實例三】廖小妹因牙痛導致頭痛，壓按合谷穴十五分後，牙痛、頭痛一起消失。

【實例四】林小姐，某天發覺自己脾氣甚大，亂發脾氣且頭痛，經檢查脾經隱白穴有明顯痛感，經壓按隱白穴十分鐘後，心平氣和•，頭痛也消失了。

【實例五】林先生，患偏頭痛，由於其肩膀有些歪斜，經檢查其頸椎並不正，遂對著其頸椎之大椎穴以「手刀」；（手豎立如刀狀）式輕敲之，十分鐘後以手貼附放大椎穴五分鐘，注入念力，復要求其擺動頭部一分鐘，頭痛消失。

【實例六】趙小姐，由於經血來潮，頭痛甚為劇烈，經施以「捏耳垂法」後，檢查其脾經井穴隱白穴有明顯痛感，壓按十分後，安然入睡，二十分後醒來後，頭痛消失。

【實例七】筆者朋友謂其每於性愛結束後就頭痛甚劇，詢其幼年是否遭不幸事端，謂其幼年曾遭人強暴未遂。遂請其將對方名字書於紙上，打上「××」，大罵之，並幻想對其拳打腳踢一番（對著床），後大哭一場以宣洩長積於心中之壓力，從此，再也不為頭痛所苦。

【實例八】孫先生出差宿於旅館，一夜醒來，發覺門窗緊閉，頭痛劇烈，遂打開窗戶，做深呼吸五分鐘，頭痛消失。

【實例九】某夜，筆者母親因頻尿導致失眠，一覺醒來頭痛萬分，經施以至陰穴按摩後立刻恢復正常。

【實例十】某夜，筆者由於疲累故於沙發上睡著，次日醒來，頭痛而且肩背痠痛。遂利用當天中午躺於實驗室之光學平台上，一覺（四十五分）醒來，恢復正常。

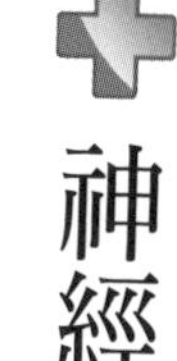

# 神經痛

## 神經功能

神經乃是一種纖維，可視為一種光電元件，它可傳遞神經衝動（神經細胞膜上電位差的改變），由神經元構成。內有樹突（信號感測子）、細胞體（感知並轉為光電信號）、軸突（傳遞信號，外有髓鞘包圍保護），除腦內神經主控信號的接收、命令的發布外，尚有脊髓神經及由腦及脊髓伸出到達器官的自律神經（含交感及副交感神經，主司加速、減慢或舒張、伸縮或促進、減弱等拮抗作用）。

脊髓位於脊椎骨內，細長圓柱形，上接延腦，下接尾椎。脊髓神經計三十一對，在背部的稱感覺神經元，在腹部的稱運動神經元，分布到內臟的稱自主神經。

當皮膚和肌肉上的樹突感測子偵測到信號時，首先傳到感覺神經元，經感測、轉換、傳遞的歷程，再傳到腦或脊髓之聯絡神經元，轉化為命令傳到運動神經元，引起動作器（如手、腳等）動作。如果是反射動作則為爭取時效，則直接由感覺神經元先直接跳經運動神經元引起動作器動作，然後再報知腦或脊髓。

人體中有兩大主要通信系統，一條為迅速的神經系統，一條為慢而持久之內分泌系統。兩者訊息之傳遞除了電位差之改變外，神經信號尚需藉神經傳導素幫助，而後者則需藉激素（荷爾蒙）之幫助。

## 神經痛因

當神經網路受壓、疊交或變形、斷裂時。此種變異信號就會引起細胞膜電位的改變而由腦部及患處的細胞體偵知，產生病感。最常見的為：

◎顏面神經痛：俗稱三叉神經痛，當頭與頸部連接處即頸椎之始的環椎發生捻轉或斜轉時，脊椎神經孔的位置會移動而接觸不到神經尖端，且神經纖維會縮短，使痛感加劇。

◎正中、橈骨、尺骨神經痛：脊柱上計有七頸椎、十二胸椎、五腰椎及一尾椎以第七頸椎固定不動做支點，稱隆椎，當其上方之骨骼產生彎曲異常時會引起橈骨神經痛，下方骨骼異常會引起尺骨神經痛，而環椎異常則引起正中神經痛並可能伴隨三叉神經痛。

◎坐骨神經痛：從腰到腿的神經若因脊椎不正（通常為坐姿不良引起）會導致坐骨神經痛。

◎後腦部神經因頸椎不正常受壓，也會引起後頭神經痛。

後頭神經痛在頭後部會有痛感，三叉神經痛在臉部會有劇痛；尺骨神經痛則在近小指側及無名指會有麻疼現象；正中神經痛則拇指、食指、中指會有麻疼現象；橈骨神經痛則拇指張不開，手掌及手指皆無法上揚。

## 神經痛防治

◎睡平板床、抬頭挺胸直背：長久的姿勢不正會導致脊椎受張力產生彎曲、變形。更甚者，基於需要性，人體會增生骨骼（骨刺），以負擔多出來的重心引力而致壓迫神經引起痛感。尤其長期此種變異電流信號的傳遞會產生熱能，而經由神經末梢傳遞到臟腑引起病變，真可謂牽一髮而動全身，不可不慎。

**◎脊椎矯正：**正中神經及三叉神經痛可以手刀（手掌靠攏豎立如刀狀）針對環椎急速敲打三分鐘，然後集中念波能於眉心印堂穴（念波內容為「矯正脊椎」），之後，瞬間挺直脊背，上下左右旋轉頭部，或請專家為之。（有專行脊椎矯正之行業）。後頭神經痛、橈骨神經痛、尺骨神經痛，則除了手刀敲打點移於隆椎外，其餘相同。坐骨神經痛則須沿腰椎骨下部一路敲打（見圖二十八）。

**◎輕撫疼痛之神經線，並與之做「恢復正常」的對話。**

◎若經上法無改善，則請向骨科醫師就診，服食維他命B，打神經安定劑或開刀治療。

◎至於落枕性頭痛兼引起筋骨痠痛、手臂無力症者，則可針對足外踝後半寸，跟骨上凹陷處崑崙加以刺激（壓按等），可見速效。

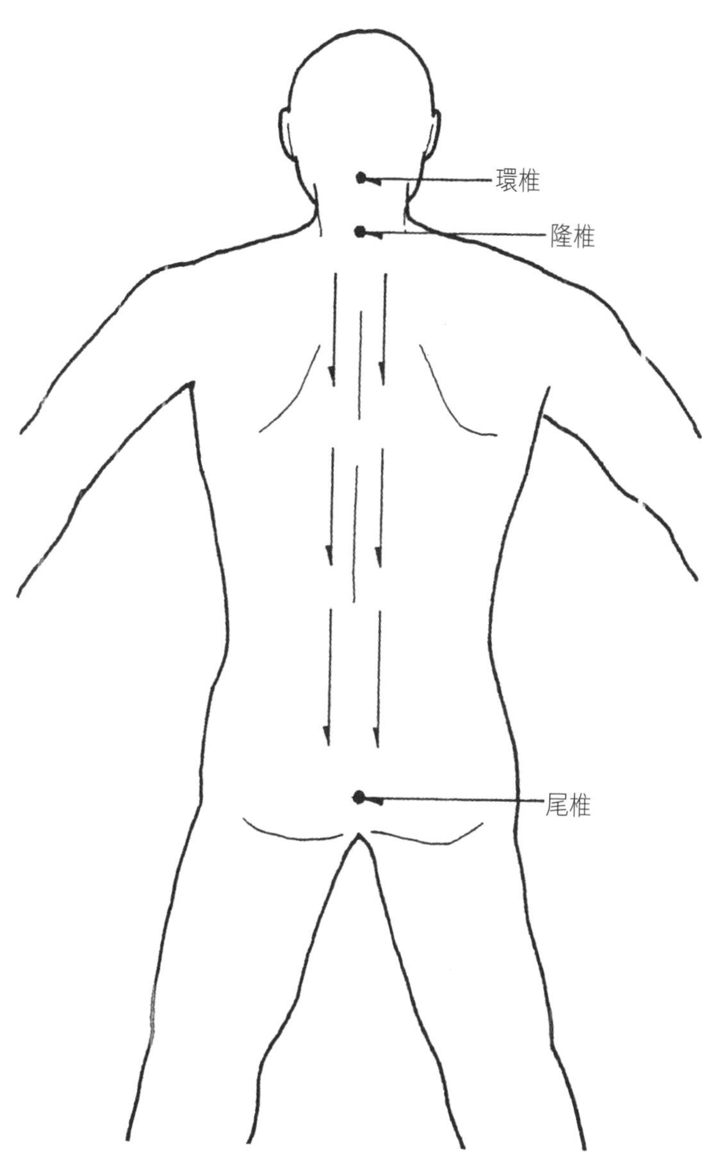


圖二十八 敲打環椎、隆椎、尾椎並作用頭及脊椎矯正可治好神經痛

## 實例介紹

【實例一】蘇同學後頭神經痛，經脊柱矯正後恢復正常。

【實例二】謝先生由於睡床榻彎，次日醒來，發覺尺骨神經痛。經手刀敲打隆椎，以念波集於眉心，並令之旋轉頭部，五分後恢復正常。

【實例三】黃先生夜睡客廳沙發椅，次日胸部疼痛異常。由於該患者高大，有習慣性之駝背現象，故試著對隆椎做脊椎矯正工作（同前），即恢復正常。

【實例四】筆者某日出差，夜宿旅館，因其彈簧床不正，次日腰酸背痛（屬神經痛）。次日中午在工作平台上午睡一小時，不適感消失。

【實例五】日本的十字式健康普及協會曾以手刀及念力療法來矯正脊椎，現已治好上萬病患的神經痛及臟腑病變，而聲名遠播。

# 痛風（含關節炎）

## 骨頭功用

地球有向下的地心引力，使人可以附於地表活動，但是相對地，人體因為地心引力的存在，就產生了重量，為了支撐這重量就須有堅固的人體支架方可，而這人體支架就是「骨頭」。為了使骨頭可以依人體意願做各方向轉動，故存有關節，內有韌帶及間隙以防止骨頭彼此互相磨擦。

人體的骨頭除了被巧妙設計以使人體可以做各種關節運動外，實際亦顯示它可以使成人的人體瞬間承受兩千公斤的重量壓縮而不變形。其中最重要的關鍵，在於骨骼的內含物中有一種叫鈣的元素。我們都知道，石灰的學名就是碳酸鈣，它既可被用來支撐大廈，何況是區區人體？我們可以做下面一個簡單的實驗來證實鈣對強化骨骼組織的重要性。

取來一塊動物的骨頭試著加以折斷，你會發覺要花費相當大的力量，因為它似乎堅固得很。按著將骨頭放入醋酸溶液中十分鐘後取出，你會發覺它已變得很脆，一點都不費勁就可折斷它了。

所以當你採用同類療法來「吃骨治骨」時，請記得在其內加點醋酸，那麼其中的鈣就會溶出釋入湯中，骨頭因而脆化、易啃而你也可輕易地吸取了健康骨頭的主要元素「鈣」了。

鈣也是牙齒的主要元素，了解這一點，你就了解牙痛為什麼常發作於吃食蛋糕等甜點之後。因為甜品大都會化為酸結構，再與鈣作用生成碳酸鈣結晶，若血液中的鈣不足而使得骨頭及牙齒中的鈣（可視為備分品）被抽離後，牙齒變得不堅固而生痛感，同時骨骼也變得脆化而容易受傷。

## 痛風病因

我們身體的血液呈弱鹼性，其酸鹼值（PH值）為7.4，中性溶液PH值為7，小於7為酸性，大於7為鹼性。當酸性溶液與鹼性溶液中和時會產生鹽粒結晶及水分，稱為「中和」

人體的細胞含細胞膜、細胞質、細胞核。細胞質及細胞核中含有核酸成分，這些核酸新陳代謝時產生的廢物稱「尿酸」，存於血液或體液中。其名由來，乃由於蛋白質是組成細胞之基本物質，其分解最終產物稱尿素，因「尿酸」之成分與「尿」素接近且屬「酸」性之故。當然，如豆類等食物中也含有核酸成分，亦會氧化生成尿酸。

尿酸無法經由喝水或喝酒加以排除，因為它不溶於水或乙醇（酒之成分）。於37℃時，當尿酸在血中的濃度高於每百毫升含七毫克時，就會達到飽和值，超過此值，尿酸與血液作用就會解析出鹽粒結晶，稱為尿酸結晶或尿酸石。正常人尿酸的82.3％乃由細胞的新陳代謝產生，16.7％乃由食物生成，而四分之一經腸、汗排出，四分之三經由腎臟排出。也就是說，尿酸主由體內細胞核代謝生成，而主要由腎負責排出。

如果體內尿酸的製造增加或是排出減少時，血液中累積的尿酸就增加。正常人每天約產生並排泄六百毫克之尿酸，將血中的酸鹼值維持在弱鹼性，使一切新陳代謝反應得以正常進行。若由於尿酸產生過多（如吃大魚大肉、熬夜、劇烈運動、骨髓受傷、生瘤、緊張、手術、細菌感染等病變），或者尿酸的排泄減少（喝酒、分解酵素缺損、肥胖、腸炎、腎病、糖尿病、少喝水、服藥、抽煙），都會使尿酸結晶析出而到處流動。

由於此時血液呈酸性，也會抽離骨頭中的鈣，使骨頭變得脆弱，而使尿酸易因碰撞等傷害而累積在關節滑膜液及軟骨內。而身體的保護機轉白血球就會將之視為異物入侵，而跑去吞食它，其中戰死的白血球細胞、尿酸等積聚在關節引起發炎，就是痛風。

當然尿酸結晶也可能淤積在耳輪，引起耳痛；或者堆積在腎臟，阻塞腎小管、腎盂及輸尿管，引起尿病及尿結石甚至尿毒症（必須靠洗腎方能維持腎功能）；甚至引起血栓，導致冠狀動脈硬化引起心臟病；阻塞腦血管引起腦病；另因血管道之阻力增加也會併發高血壓，常常會引起致命的危險。

## 類似病症

關節炎除痛風外，主要還有風濕症及退化性、細菌性關節炎及假性痛風。

風濕症乃是一種身體免疫異常所引起之全身性疼痛。患者疲勞易倦、發燒、體重減輕。首次發作者其腕關節、掌指關節、膝關節腫大者居多，而且發作處左右手皆呈對稱性同時腫大，血中無痛風石結晶。

此外退化性關節炎乃由於使用過度，引起關節老化、變質導致關節磨損、疼痛者。俗稱骨刺，常見於髖關節及膝關節，很少具對稱性發作，常見於脊椎、膝及髖（大腿及骨盆間之關節）等受力關節，但近端關節亦可能擴及。

至於細菌性關節炎乃是因關節腔被刺傷、骨髓炎或扁桃腺發炎等使細菌跑到關節腔內引起發炎者稱之。發病時關節處有紅、腫、痛、熱及積水。

另外，若血液中所含磷酸太多，則磷酸亦會與骨頭中之鈣作用生成磷酸鈣結晶，而使軟骨硬化。因與痛風症狀類似，故又名假性痛風，此類患者較多，發病時常見於膝、髖等關節。

## 自我診斷

◎發作時劇痛，不管是風吹或觸及痛點都會引起劇痛。病發時在腳關節（尤其常見放大腳趾關節）局部生紅、腫、熱及劇痛，若不予以治療則痛點會像一陣風般在全身關節跑來跑去，因常肝、脾病變引起，故可在大敦穴、隱白穴見痛感（見圖二十九）。

◎在惡化期，會造成腎病，故在湧泉穴壓按會出現明顯痛感，若已造成心臟病，則在少沖穴會見反射痛感。

◎若做健康檢查時，尿酸值常處於每百毫升十二毫克以上，並出現高血脂、高血壓，部分會出現尿結石。

◎女人在停經後，會出現關節疼痛。

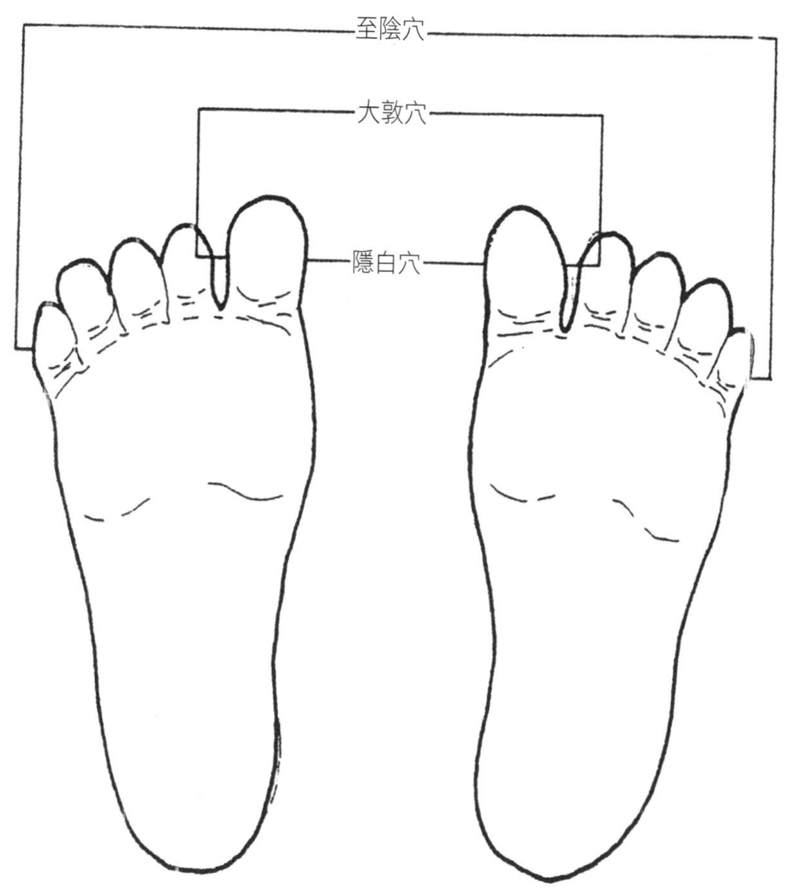


圖二十九　痛風患者反射痛點及診療點（含尿結石）

◎若併發尿結石者，膀胱經之井穴至陰穴會見痛感（見圖二十九）。

## 痛風診治

**◎化學療法：**急性發作前會有預感，先服下一粒秋水仙素，產生一種欺敵效果，以防止白血球去吞噬尿酸結晶，可止痛。就醫後照醫師病理檢驗之結果，決定服用尿酸生成阻斷劑或尿酸排泄劑。

**◎盡量吃素，少吃魚肉：**由於魚肉含大量膽固醇，會阻塞血管。且魚肉屬酸性，皮與內臟又屬高普林物質，會增生尿酸，宜少吃。蔬菜內含纖維素，可促進小腸蠕動，強化小腸功能，以幫助小腸之分解尿酸，增加尿酸的排泄量。此外吃素可淨化血液將原酸性血液轉為鹼性，而尿酸在鹼性溶液中的溶解度會隨著ＰＨ值的增加（即鹼性的增加）而漸增，故吃素可降低尿酸生成量。如果吃素後仍有症狀，要減少豆類（尤其是豆芽）的食用分量。

**◎減重：**體重減輕，人體質量即減少，所需要的能量也減少，細胞核所需的新陳代謝速率便可較減緩，可減少細胞的修補、自殘及排出數。即減少尿酸的產生。

**◎適度運動：**激烈運動之後由於乳酸增生，抑制了尿酸排泄，但如予適當休息，一天後即可恢復正常。如能作適度運動，久之除了骨骼可強化外，小腸、汗腺之功能會提昇，將可提高由腸、汗排出尿酸之量而減少了留在血中的尿酸濃度。

**◎多喝水，以促進尿酸排泄。**

**◎停止使用阿斯匹靈或利尿劑等藥劑。**

**◎不喝酒：**喝酒常會使痛風患者發作，此乃因喝酒後有醋酸生成，會使血液的酸度增加，進而減低了尿酸的溶解度，提昇了血中尿酸的濃度。故不喝酒可以減少痛風發作的機率。

**◎吃食清淡：**尤其在飢餓、受傷、動手術或細菌、病毒感染後宜食清淡之低普林物質，降低身體負擔。在飢餓時，身體會將脂肪細胞的能量拿來用，分解脂肪、產生核酸，受傷或動手術後，細胞須修補舊細胞、增生新細胞，當然無用細胞核的量會增加，氧化成尿酸的量也增加。細菌或病毒感染後，戰死的白血球增加，尿酸亦隨之增加，可是為了補充身體流失的能量，不得不吃好一點，但烹調的方式宜用清蒸、水煮，且不宜放太多的調味。

**◎喝牛乳代替喝豆漿：**豆漿屬高普林及酸性物質，而牛乳屬鹼性及低普林物質，而且其內所含之鈣份量可增加骨骼強度，惟若已併發尿結石者，則應避免飲用高鈣牛乳，因為鈣與尿酸作用會生成酸鈣結晶，增加腎結石之發作率。

**◎勿過勞並充分睡眠：**如此細胞方可不致因過勞而耗損而增生，也避免因衰老而被判定為需「再製新的、排出舊的」而增加了細胞核被解體破壞，及產生尿酸的機率。

**◎補充維他命E：**每天吃一顆四百毫克之維他命E，維他命E可抗氧化，以防止細胞因氧化、老化而增加細胞分裂再製，排出舊細胞的情事發生，當然可減少尿酸之生成。

**◎保持平常心處世：**憂慮緊張都會影響胰島素之分泌，影響造血功能，進而影響包括尿酸排出的功能，故宜抱持平常心處世。

◎**強腎：**腎功能差的人濾除功能減少，會導致尿酸增加。同理，尿酸增加，也會阻塞腎臟、腎盂及腎小管而引起腎臟病變，故百分之九十腎差的人都有痛風，同理痛風若不加以治療，最後十之八九都要淪落到尿結石或洗腎的地步。由於湧泉穴除了可以增強生命活力之外，也兼為腎臟病變的反射穴位點，故可以針灸絆貼於腳底之湧泉穴位或常壓按之，增強精力外，也可治腎病，何樂而不為？

◎**檢查心經之少沖穴及心包經之中沖穴，看是否有心臟病或高血壓：**如有痛感，請按心臟病及高血壓療法之章節治之或直接以儀表測血壓，如呈現高血壓，兼治高血壓。

◎**檢查脾經井穴隱白穴：**以判別是否有糖尿病，如有，兼治糖尿病。

◎**勿吸煙：**煙含尼古丁，會阻塞血管，減少尿酸排出，故應少吸或禁吸。

◎**泡溫泉浴：**可增進血液循環，促進尿酸排出。

◎**多練禪臥功：**可修補細胞核、減輕病痛、修護病變，又不花錢，真所謂有百利而無一害。

◎對於風濕性的患者亦可採用熱能療法：即以熱水沾毛巾後，置於關節疼痛處，將吹風機開於熱風檔，離患處數公分，來回吹掃，其熱度定在能忍受範圍內之最大值，吹掃約十五分鐘後可見功效，一日數回。

## 實例介紹

【實例一】某校高工機械科主任患風濕，常於夜間痛醒導致失眠，經採用「吹風機療法」後，三日後痊癒。

【實例二】筆者現任職單位之某長官患痛風，每於發作前大腳趾關節會出現紅、腫，聽醫師指示後，不吃動物內臟、含皮食物等含高普林物質。且由於併發高血脂症，故也減少食肉，減少膽固醇之攝取，不參加宴席（避免喝酒及大吃大喝）。保持凡事盡人事、聽天命之態度，現已痊癒。請教其心得，謂：「回歸自然，盡量勿服用藥劑，以避免副作用。」

【實例三】孫先生患痛風，經控制飲食不吸煙、不喝酒，並於隱白穴及厲兌穴貼針灸絆，現已兩年未發作。

# 第七篇

## 疾病與老化

頃接衛視中文台來電，邀請我至「妙論大賣場」談「老化」而憶起每當我演講時，有些聽眾（尤其女性）談及老化問題莫不眼睛一亮，甚至較「防病」論題更為興緻盎然。雖然在別本書上我曾論及老化，但仍未抽絲剝繭的加以系統化整理，故今特論之。

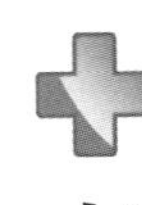

# 老化及防老之物理意義

老化，代表的是人體組織細胞數的減少，使該組織呈現鬆垮狀態。例如，皮膚組織間的細胞數減少了，我們就說皮膚老化了。

人體遠較電腦精密，會在視察細胞已損毀不堪用後，產生「需要分裂增生新細胞體」之需求，而將細胞一分為二，而原有之母細胞經「自殘」（自我毀損）的歷程加以排出，但是如果細胞無限制的分裂，那麼不停分裂的細胞就會因增生而爭食人體能源、包括各種養分並各自爭奪地盤而踰越其原來的生存空間，此即「癌」。

為此，每種細胞在其染色體的尾端上，均附有多節端粒狀結構來限制細胞無限制地分裂，稱為分裂計數器。細胞每分裂一次，分裂計數器就脫落一節。假設某一個細胞的分裂計數器有兩千節，那麼分裂兩千次後就停止分裂，待其衰老死亡後，細胞數就減「一」了。

當細胞數逐漸減少時，該細胞所構成組織的間隙就愈來愈不密集而呈現所謂的「老」態，是謂老化。其狀猶如公車的剪格月票般，每坐車一次，剪票一格，格子剪完，即不能再用。當然，各種細胞的分裂數並不相同，一般在零至兩千間。

所以老化之防止，就物理意義而言有二：一為減少及防止細胞的毀損、過度使用或不當使用；另一則當分裂再生需求產生時，要增進細胞的新陳代謝率（即細胞分裂再生的速率），給予營養、減少干擾並給予時間：夜間睡眠。

或有人說：「增進新陳代謝速率不是會提早達到細胞特定分裂數而提早促成老化的形成嗎？」

這是種似是而非的論調，其理在於當細胞毀損衰弱時，「細胞分裂再生」變成一種「需求性」，會令細胞分裂；但它也是一種「必要性」，若細胞再生緩慢，此種衰弱受損的狀態愈久，會使本身組織的功能衰退，造成同類細胞的的衰亡。

由於細胞本身是一種電性血漿，因此也有可能導致其他臟腑由於長期工作於不正常的電壓、電流狀態下，而引發其他臟腑病變之生成。如此當然又使其他臟腑組織的細胞必需再分裂再生製造新細胞，無形中就更容易老化了。

所以，缺乏良好及足夠時間睡眠的人絕對較同年齡的人顯得蒼老。因為大部分的細胞再生都是為「夜間睡眠」的機制所控制的。筆者的一個實際經驗，三年前開了一家卡拉OK店，熬夜應酬一年老化的速率，遠較十多年來無熬夜的日子來得快。

# 老化的形成及防止

那麼，老化形成的實際原因為何？又當如何防止呢？

## 先天條件的優勢

每個人有不同的基因，使得染色體上的端粒結構數稍有不同；也就是說，每個人、每種臟腑組織都擁有稍微不同的特定細胞分裂數。

用人類系統的觀點來說，人類系統的壽命蛋白質在八十年至一百二十年間，所以若想使後代老化速率慢，在選擇結婚對象時，有必要考量其血親家族的平均壽命。

一般來說，平均壽命愈長的（意外而死的不列入統計），將來經由染色體遺傳的基因所內含的細胞分裂次數也較高，較不易老化。所以，我們常發現，如果有一位朋友看起來比實際年齡年輕，通常他的家人也是。

## 疾病會加速老化

疾病的產生，代表的是某組織的多數細胞已損毀衰弱，功能不佳。透過本書你可輕易地出井穴點偵測疾病於初發期，對於少數人體末端血行不良（如低血壓或糖尿病者）則須改為隨時偵測前胸的募穴，以期早日修護疾病，防止該組織細胞及其他相關組織的老化。

## 不好的生活習慣

熬夜、生活日夜顛倒、生活作息不規律，都會加重人體的負荷，在器官使用過荷的情況下，就像操勞過度的機器，耗損得快，自然老得快。

此外如抽煙、喝酒等亦然。抽煙所吸入之尼古丁等有毒顆粒會氧化細胞；喝酒又會使肝細胞「自燃」而毀損，又使心、腎過度損耗，皆容易導致老化，故想延緩老化的速率要禁絕煙酒。

## 不良的飲食、睡眠習慣

◎過食會容易使細胞汲汲營營於分解重組及排泄食物內容，造成細胞過荷、人體老化。偏食又容易使人體吸納養分的內容局限於某特定的內涵，導致細胞再生的材料（如蛋白質及酵素等）缺乏，延緩了新陳代謝的速率。

◎肉食，會使血液細胞工作於不正常的酸性PH值液中，氧自由基離子會轉化為氫氧自由基離子，進而提升了其過氧化力（即鏽化細胞的能力），引起新陳代謝異常。

◎誤食有害食物，容易使肝細胞中毒死亡，甚至隨血液運行至全身而毒化全身細胞。

◎吃食人工添加素（如防腐劑、色素……）之食物，可能會使細胞的分裂計數器失靈而造成不斷分裂之癌細胞影響了正常細胞的功能，更容易老化正常細胞。

◎睡眠是一學習、再生之歷程，在夜間睡眠時將有多種荷爾蒙分泌，它可以促進新陳代謝之進行，故能夠防止老化。

## 細胞被過氧化自由基離子所鏽化

常處於興奮態也容易使氧分子處於高能階態，而形成帶負電荷的自由基離子，尤其當人體精神或肉體過勞時，就須取用更多的氧分子（或原子）來分解能量，形成氧自由基的機會就增多了，鏽化細胞（鏽化也是一種使細胞衰弱的歷程，亦有可能癌化細胞，皆可使細胞老化）的機率也增多了。

所以採素食可使血液細胞生存於鹼性溶液中；行禪坐（臥）功可使原子回歸基態，以釋掉多餘的電荷，減少氧自由基數；服食維他命A、B、C、E（尤其是E）片，建立高度抗氧化機構；注意特殊礦物質如鈣、鈉、鐵、鎂、鉀之攝取，除可使細胞膜的離子濃度為正常，讓新陳代謝速率可正常進行。之外，也可防止鉛取代了上述礦物質而干擾新陳代謝，造成鉛中毒。

## 不佳的生活態度

緊張、憂鬱、甚至過度興奮都會引起高電性脈衝，使身體處於備戰狀態，引起暫態性高血壓、急速心臟收縮、腎上腺皮質素分泌激增，久而久之，容易造成心、腎細胞過度損耗而引起老化。因此祥和的生活態度也是防止老化的重要因素。

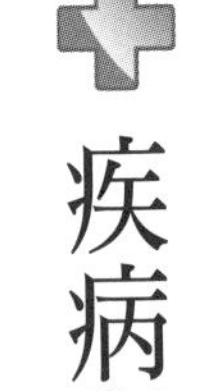

# 疾病與老化

由上觀之，疾病一定會促成老化，而老化卻不一定會引起疾病，但是防止疾病與防止老化的方法卻有頗多相似之處，而最簡單的重點在於「返璞歸真、順天道行中庸」，在欲望與壽命間尋得最佳平衡點。

如果人體細胞不受特定分裂指令控制，可無限制分裂，即使它不會侵佔其它臟腑造成癌變，那也需有無窮盡的能源來供應這些逐漸增多的細胞。人體體重將增加，由於地心引力之影響，即使骨骼甚堅固，最後也終將崩潰。此外人若是不死，就不會產生生殖的需求，藉由基因中染色體的重新組合排列以產生優異品種來適應逐漸變遷的環境，使人類可以長存於宇宙中的能力，也會跟隨著消失殆盡。

所以，人必死，這是天道。但如何在「天道」給我們的「壽命期」去達到極值，以使每個人的生命之旅都可以無怨無悔，卻是人們應該去努力的目標。因為每個生命都被賦予特定的生命意義，皆應擁有足夠的生命期以走完漂亮的生之旅。

最近有所謂經由胎盤素的服食以延續老化的作法，並不為筆者所認同，因為它即使可以使人看起來年輕，但卻會使人體的機制失去平衡，當停止服用後，會造成正常細胞的弱化衰老。所以與其說暫態反應是防老，實乃其永久反應是老化，甚至有些胎盤素是由動物中提煉出來的，那更不足取，因為人類根本無權這麼做，也無需這麼做。

人類只有在持善事、行善事、減少欲求並保有稚子之心下，才能不為疾病而苦，不為老化而憂。畢竟出生、老化、死亡是一必經的歷程，也是生物為求進化下的聰明選擇，在歷經克服生命的艱難腳步時，也方才能體會及肯定生命的價值！

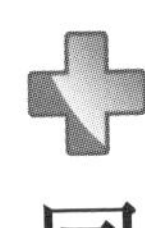

# 同時採用多種療法

## 利用能量療法的加成定理特性可縮短療時

所謂加成定理，乃當各種不同能源輸入某系統時，其效應為各種不同能源單獨輸入時之效應相加合成。惟其要件是必須各種不同能源間具有獨立性，亦無立即融合性。

簡而言之，我們可同時採用多種不同類能療法以獲得加成效果，加速療效，但切不可同時採用多種同類能療法，因恐其能量間彼此相互作用，減低療效，甚至危害身體。

此因不同類能量輸入時，由於不同類能量間彼此項經轉換才能形成另一種能量，而各種不同類能量通常都自人體不同「窗口」輸入，無立即形成變性或干擾之危險。故採用不同類療法時，可互補採集各項療法之優點，而迅速治好病痛。

例如我們可同時採用電療法、井穴療法、質能療法、同質療法、禪臥（眠）神功等快速治好病情。

但是為防同類能量同時輸入時彼此間互相作用產生變異。所以我們千萬不可同時採用二種以上的化學療法（服藥物或打針劑），因為藥之間很容易互相起化學作用而使之失去療效，加重肝、腎負擔，甚至融合為有毒物質，不可不慎。

請記得，人體有最好的免疫系統，所以除非急症，以不吃藥為上策。畢竟有太多的能量可以被用來治病，包括人體潛能。

# 第八篇

# 能量療法應用法則

當我們使用能量療法來治病時，為求縮短療時、迅速恢復健康，有幾項法則可以應用，調節身體機能，迅速恢復健康。

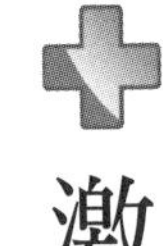

# 激發生理潛能

一代歌后鄧麗君及影星林翠皆死於氣喘病，令人扼腕！尤其是鄧麗君在花樣年華驟逝，留給人們太多的懷念與感傷，據報導她在送往醫院途中，已停止呼吸、死於心臟功能衰竭，留下的是主治醫師一句悵惘的話：「要是早點送至醫院，就無性命之虞了！」

## 慢性病應設法恢復生理機能

### ◎急症採對症療法，但慢性病宜採用對因療法

究其因，當今西醫常以對症下藥法來挽救如急性肝炎、氣喘等類的急症，但等病患疾苦暫時解除而轉為慢性病症時，病患甚至醫師通常都不十分重視它的後續治

療。

例如氣喘病導因於呼吸系統障礙、呼吸量不足，醫師就緒病人注射支氣管擴張劑或腎上腺皮質素，靠呼吸道擴增或增加血管壓縮的方法以來獲得足夠的氧氣以供呼吸。而病人通常等痛苦解除，轉為慢性病後只是隨身帶藥，病發時噴吸腎上腺皮質素了事，不從重建呼吸道功能著手繼續治療。

長此以往，潛能被壓抑，身體平衡系統被破壞，某器官被激化的同時，相對地也弱化了器官功能，使人體必須靠藥物激化才能正常工作。當疾病再發，而身旁缺乏藥物來不及服用，或即使服用藥物，由於器官已經年累月被弱化，過勞到某程度而衰竭時就導致死亡了。

## 長期服用藥物會降低生理機能

其中最具代表性的是，有「美國仙丹」美稱的腎上腺皮質素被大量運用。由於它可吸鈉排鉀，造成血壓急速上升，心臟唧筒快速壓縮，包括呼吸氧氣量、能量運送速率等都被大量且迅速提升，而且白血球也被迅速地匯集於病痛處以消滅病毒。

但是長期使用後，細胞將記憶此種「靠藥物激發態下提升呼吸量或增高血壓值」為常態。使得原本在身體平衡系統發揮下的降壓功能：血壓增加，心臟就分泌心房利鈉素以排鈉減低血壓，因長期用藥刺激分泌下，心臟就處於低血壓（唧筒壓縮力減弱）態。

換句話說，靠藥物長期在病發時加強腎功能的結果，是長期弱化了心臟功能，將原本可因需求而迫使心臟等器官發揮潛能，提升臟腑功能的機會也喪失殆盡。

故對症下藥只宜用於急病突發時，緩解病人的急促痛苦，待其苦暫被壓抑或消失後，就應針對諸多症狀，找出其真正元凶及併發症狀，利用各種能量療法，對因採取措施了。

而能量療法重的是平常的保健養身、患病時的對因措施、發揮人體潛能，期望每個人都擁有健康的身體，並在病痛來臨時，速採對策。

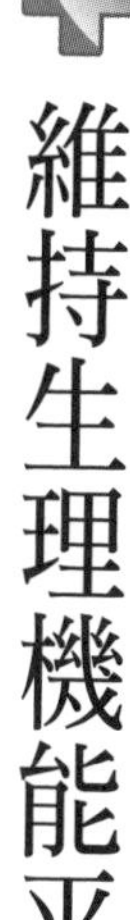

# 維持生理機能平衡

## 善用〇與一法則

此外，任何反應（包括疾病）之生成一定遵守〇與一法則，即不生成或生成。亦即要等累積的能量到某特定點後，方會觸發生成。用物理學說法，即是「等量足方至質變」。故即使身上存有病變因子，只要不再累積因子，並設法讓細胞的復元再生率大於細胞毀損率即可避免病發。

此法則的應用例子為：心臟負責充當養料的唧筒，以克服地心引力所生之人體各點位能差；肝臟負責五百種功能，真的是人的「心肝寶貝」。所以充分的夜間躺臥、睡眠休養再生，乃是保持身體能量正常運作的必要法則；也從沒聽說熬夜的人擁有健康的身體，偶爾熬夜無所謂，但不能常熬夜，因後者會快速累積至質變的量。

又比如在《圓美性愛》書上所提的：在性愛時只要調控興奮能階的梯度，不要使其提昇至崩潰值即可避免早洩，享受魚水之歡。另一在心理面上之應用為：每個人的忍耐度都有限，故千萬不要嘲諷、欺侮或凌虐別人過度，否則有可能使其崩潰而遭猛烈反擊。若只是「狗急跳牆」倒還無所謂，若遭其「憤而噬人」可就是天外飛來橫禍了。

## ◎同類能量交疊時，盡量錯開時間距

為避免因時間交疊，引起同類能量引發相互作用，而相互抵消能量，或甚至引發負面作用，若同時採能量療法時，請錯開時間軸，而且其間距愈大，交互影響愈小。因為任何能量被某系統（含人體）吸收後一定會經轉化的歷程然後慢慢衰減其量值，若能待其值減小後再引入其它能量，則兩者間互相干擾作用的機率就小。所以習慣吃藥打針者，若同時患多種病症時，千萬勿同時服用或施打多種藥物或針劑，務必要分隔一些時辰後再為之，否則針藥未救人之前，可能已先合併轉為其它的毒物害人了。

## 利用對偶特性消除病變

### ◎不要破壞身體的平衡功能

人身上有各種的對偶系統在運作，使我們的身體機能維持微妙的平衡態，故在採用能量療法時，應注意勿破壞身體的平衡性。

例如：心房利鈉素與腎上腺皮質素分別為減壓素及減壓素；交感神經與副交感神經亦相對負責拮抗作用；胰島素與抗胰島素各司血醣之減少與增加……都是一種漂亮的對偶平衡，使身體成為一美妙的自動控制系統。

具有對偶性的激素非不得已不可被濫用來治病。若使用，也應設法兼顧平衡性採取相關措施，以免破壞了身體的微妙平衡態，而使人體免疫、新陳代謝機能及潛能都遭弱化。

其中二種常見的例子為施打腎上腺素以治氣喘病，二為施打利尿劑以治尿結石，其結果已如前述，引發如心臟衰竭等太多的後遺症。另一例子為注射胰島素以治糖尿病，由於胰臟分泌的不只是胰島素，它內含胰島素、抗胰島素及體抑素，使血醣濃度可以維持在一定限量的常值態，讓體內的新陳代謝作用可以順利進行。當醫生發覺血糖太高而採取胰島素注射的同時，是否忽略了人體需要三種激素並存才能永遠保持在微妙的平衡態？

既然胰臟功能受損，是否該仿照其本質生態，為糖尿病人施打胰島素的同時也針對平衡性採取補取措施呢？比方說，是否該施打另二種激素：抗胰島素及體抑素，以免平衡破壞後導致眼病變、腎病變或神經病變，也許有一天可以發展出長效針用以嘉惠糖尿病人。

又如因胃潰瘍嘔酸時，因酸、鹼是對偶關係，故可飲用氫氧化鋁等鹼性劑以制酸，或飲用牛乳、吃小蘇打餅乾等鹼性物以中和剩餘之胃酸。又如喜歡用腎上腺來治發炎或病變者，由於增壓結果，心臟分泌心房利鈉素減壓，久之心臟收縮力減弱，那麼我們就應在平常創造另一種需求——增壓。

一種最有效而省錢的辦法為——在平常就多做運動，由於做運動後，心臟被迫加速收縮以提高肺活量，久之，細胞將之「記憶」為常態，心肺功能就提升了，我們的人體唧筒也就更有力了。這些都是利用對偶能量消除病變的例子。

一個最進步的例子即為利用分解雜音的波動型態而後造一反相（對偶）的波動能量以形成反病毒。當病毒與反病毒碰在一起時，疾病也頓時消失無影了。

又例如：由於癌細胞迅速擴增須耗用大能量，常處於高能階之活化階態，而鍺元素很容易形成半導體，具有定位於低能階的功能，可避免活化癌細胞，故若能經常食用含鍺元素之食物，如枸杞、人參、海帶等可相對地減低癌害機率。而痲醉劑即是利用遮斷人體感測器，以避免痛苦訊息傳遞至腦部，以利手術的進行。

另外例如老化的轉機主要導因於氧自由基離子的過氧化所致的細胞鏽化，而且過氧化作用在酸性溶液中會轉為氧基離子，提升過氧化力，故服食抗氧化劑如維他命E，並盡量素食（以保血液鹼性）絕對可以養生防老。

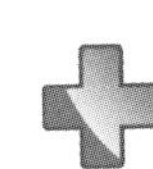

# 讓暫態成永遠

## 區分並利用能量的起始暫態與穩定永久反應，以健身治病

任何能量加入某系統，該系統會立刻在瞬間生成暫態反應。等系統穩定後，也會有一永久反應。一個完整的反應結果事實上需包括暫態反應與永久反應，討論及利用能量治病時，也必須兩者兼顧之，因為常常此兩者之間會呈現相反的特性，混淆了人們的判斷。

以疫苗防病、跑步強身、利尿劑傷臟及臟、腎上腺皮質素亦傷心、腎皆是此法則的實例。

當我們加直流電壓於線圈時，可先將線圈視為開路態求出暫態反應，而要求穩定反應時卻須將其視為短路態，因為經一段時間後，它已調適改變了它的特質。

同理，取疫苗或微量病毒加於身，使人們在初期下發燒，然後最終使白血球研究出破解病毒的妙方，當病毒再來臨時，人體即已識破其奧妙而可破解之。

當跑步時，人體心臟、肺部會因需要而增壓收縮以提供氧氣，人會氣喘，並使血糖燃燒下降，這是初始反應，但若持之以恆，細胞將因此種常態性需要使心、肺功能強化，對胰島素的親和力也增加，有利心臟病、高血壓、鼻病及糖尿病患。

腎上腺皮質素使用初期確可強化腎力，提高解毒力，但長久後，身體生出「賴藥性」，只有在服用之時腎功能才能提升，血壓才會上升，心臟變得無力收縮，常因此導致心臟衰竭。這也就是我們常聽說患尿毒症的病人長期使用利尿劑，最後死於心臟衰竭的原因。此因：偶爾使用利尿劑雖可促進排鈉及水分，但常用卻會使心、腎怠化之故。

運用這個原理，如果我們每天吃兩個蛋，短時間內看來似乎會增加人體膽固醇量，但久之身體調適反饋後，自體內生成之膽固醇量會減少，總膽固醇維持一定，故不會因此而使人變肥胖，又可提供充分營養。

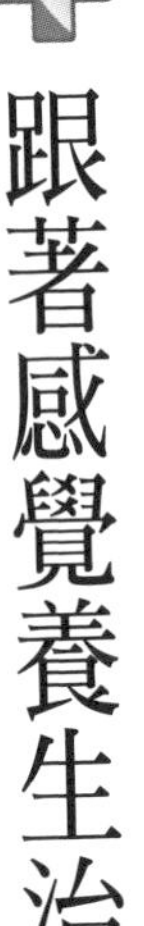

# 跟著感覺養生治病

人體最簡單的神識輸出端口是「感覺」；覺得累了就要休息，跑不動了就不要跑，覺寒冷就添件衣裳；所以，「跟著感覺走」是一句很好的能量運用的養生口號。

自動控制系統必在能量的輸出端口設有反饋設施，利用感測器取出部分能量以調控前面的輸入能量，而形成美妙的控制系統。

眼、耳、鼻、口等各司光能、聲能、氣能、質能。故面對強光時應掩眼，聽到巨大音波時應掩耳，嗅覺異味時應掩鼻，味覺食物不對時應吐出或禁食。本祥和之心處世，勿太緊張憂慮以避免腦部輸入巨大脈衝能量而中風；不要飲用添加防腐劑之物，以免累積量能至崩潰量，引生病變的癌細胞。而最簡單、明確、實用的臟腑輸出窗口就是井穴，有痛感時即可迅速判別病變種類，且若能及時採取井穴療法，就可消弭病變於初期。

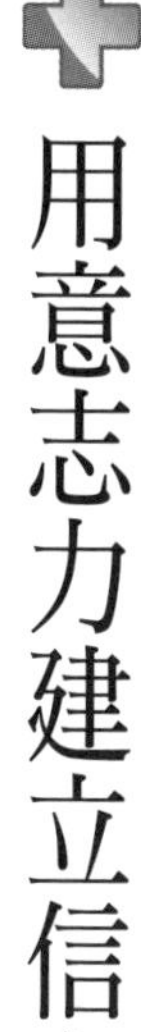

# 用意志力建立信心

## 念波能量可製造奇蹟、消滅病變

很多經驗告訴我們，一個沒有求生意志的人，醫師的醫術再好，也救不了病人；相反的，一個有堅強求生意志的人，往往製造出許多醫學奇蹟。

當我們以念波能量跟自己的細胞對話，要求身體機能動員消滅病毒，或快速研究出對付病毒細胞之對策，或要其恢復病前的狀態時，不但增加自己恢復健康的信心，細胞將被喚醒，群集動員以助早日恢復正常。此外本持仁愛心，當病變臨身時，以念波禱祝、求造物者接收治病的訊息能量後之回響，常會獲得神蹟，恢復健康！

終筆者一生，要強力推廣的一句口號就是：「透過井穴療法，細胞對話法，上蒼禱念法可消滅大部分的疾病！」也但願每個人的一生都能遠離疾苦！

第九篇

# 七R養生論

一台電腦為執行從正常態重新開始它的功能，通常必須擁有復始、翻新、偵測、調整、再生及可被修補的特性，從這裡令我領悟人體也一定具有復始（Reset）、翻新（Refresh）、重調（Readjust）、再生（Restore）及修補（RePair）等功能，並且只要施以簡單而且明確的操作手續，就可以恢復人體機能。

在我潛心追尋這些理念後，我收集、彙整、抽絲剝繭、融合、創新並實驗及證實上述理論，進而宣揚所謂的「七R養生論」，期許人們可以透過認知來驗證這學說，以減少人類的疾苦。

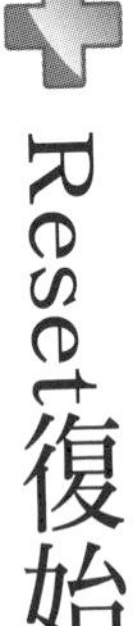

# Reset復始

電腦運作時如出現異常，最簡單的方法為按下Reset（復始）鍵。此時電腦會自動跳回最初始的正常狀態。而在人體上，有二個穴道亦具有不同的復始功能：

一為督脈的井穴之人中穴。它具有復元氣血之功能，亦即復始人體氣血上所出現的脈衝能量。當人罹患抽筋、熱痙攣、心悸、心頻太快、馬上風、昏眩、緊張、羊癲瘋、微血管出血、暈車（船、機）時，只要迅速壓按人中穴，在三分鐘內即可恢復正常。以上症狀若在預感臨身時迅速壓按，即可消弭症狀於無形中。

另為任脈的井穴之會陰穴。它可復始精元，平常多按可強精固本，男人泄精前壓按之可防止精元外泄。若男子精元欲泄出時，壓按會陰穴則精液會返流回膀胱，可避免人在不合宜狀態下傳承，並避免精元的流失耗損。

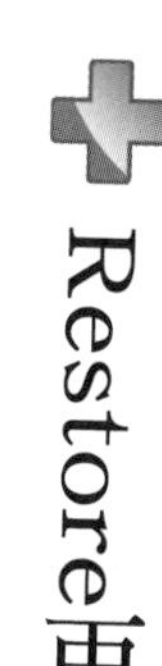

## Restore再生

如《一生無遺憾》一書所述之法，人體可以採入禪境之法使自身進入密閉迴路系統，並透過定（身）、靜（思）、安（心）、濾（毒）、得（生）的歷程獲得一良好品質的夜間睡眠，以修補被毀損或不良之細胞。並分泌各種激素，促進新陳代謝及再造（分裂）新細胞，使人每天都可以透過良好睡眠而得一再生體。

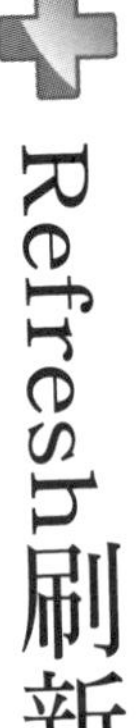

## Refresh刷新

透過簡單的手、腳閉合及閉五識（眼、耳、鼻、口、神）的歷程，接通人體氣場迴路。在無干擾態下，人體氣場會與人體本源能波$\alpha$波共振，產生諧振。禪臥功法，可以刷新人體氣場，打通人體為病邪之氣所阻塞之迴路，並重整細胞膜電位，促進新陳代謝。只要每天練禪臥功三十分鐘，保證精元滾滾，百病皆可消弭於病發初期，同時亦可防癌。（氣功治病理論可見《不藥自癒》，本書只提及實踐。）

另外，根據讀者最近回饋的實驗顯示，禪臥功法具有方向性，在南北方向躺臥較東西方向躺臥更具功效，因此較容易引發諸振共鳴而發功擺振身體，而手腳振動的幅度也較大。此即因人體南北向躺臥時人體磁場方向與地磁方向相同，故較不易被干擾，使人體易於入靜並且引起諧振發功。當然由於阻力較小，發功場能會較高，手腳擺動的振幅會較大。

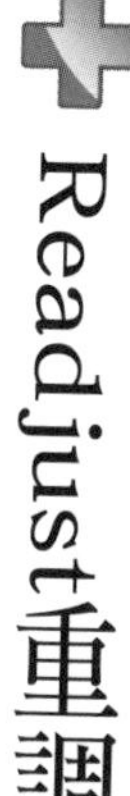

## Readjust重調

每天只需花三分鐘壓按手足之井穴，透過有無痛感之偵測，我們可以很明確地偵知自己十二臟腑是否有病變。

例如，出現數處痛點，我們更可經由比較痛感的程度偵得其最源始病源；若肝、膽、腎之井穴皆現痛感，而以肝經井穴大敦穴的痛感最甚，則肝病乃主源，膽病及腎病為併發症，故以治肝為主。當然若治好某主源病變，其它經路之非穴仍現痛感仍須繼續治療其它病變。

透過井穴療法，人們可以重調各臟腑組件的工作態（電壓、電流及電功率值）以達治病功效。

由於意守時，思緒容易飄浮或中斷，壓按雖簡單，但部分人們耐心不足容易中斷，故古人向以針刺、艾燒穴道治病，但針灸皆易留痕會使人痛楚，但現已有貼用之磁力絆及超長波健康器問世。尤其無痛之針灸絆、益力絆取代了針灸，而其效果不輸針灸，且可長期為之，簡單便宜又好用，頗值得大力推廣。

# Reach伸直脊背

人在成長過程中，關節可能會損傷，此時會有「骨母細胞」、「聯結細胞」出動來填補缺損部分。然後待其功成身退後，再由「破骨細胞」出動來修整多餘的骨痂部分，只要再生力足，骨頭會完好如初。但是若由於基因異常、新陳代謝不良、骨頭所需營養成分欠缺或因老化無法再生，都有可能使此種修補工作功虧一簣。

故對於骨頭及神經的保養首重避免傷害、補充鈣質及防止老化，其次就是要永遠伸直脊背的去工作、休息、娛樂及睡眠。

脊椎本是因抵抗地心引力而生，但也會將後天環境的變化需求視為必要而生結構性的變化。如長期背負重物的工人、常伏案執筆的人、太高的人習慣性之駝背（以避免同僚仰之彌高）、長期的運動姿勢不良或不是睡平板床的人等，經年累月後，身體自然會因此種需要而產生變性，增生骨頭形成骨痂（俗稱骨刺）。或者是長期過度使用將使韌帶變鬆而增加厚度，以提高穩定性，都會使神經通道變窄，使神經受到壓迫，產生神經痛及頭痛、腰痛、腳痛，甚至不休止地傳達疼痛訊息至臟腑，產生多餘熱能積存臟腑內造成病變。

佛家要求弟子在打坐時要使脊椎「自然挺直」。基督教或天主教在禱告或頌詩時，也是挺直脊背。阿拉伯人每天時間一到必定跪下趴伏在地上默禱，而要讓此種姿勢舒服可長跪也必須挺直脊背。妙的是，各種宗教在宣揚愛心教義的同時，也暗示了養生的一重要祕訣：伸直脊背。

此外，另有一個小常識的運用可用來保護脊椎，避免其受到瞬間重力衝擊、壓縮而破壞。讀者都聽過北港有奇人叫「六尺四」，可運氣於肚上以瞬間承受卡車輾過之力道而毫髮未傷：或者看過學武的硬氣功派，其脊背承受杖擊而面不改色，除了藥物之助外，最要緊的是，他必須瞬間凝集自己的氣能於肚上、背部，如此可使該處生物電流激增，該處（點）氣場強度激增而保護該處不受到傷害。

因此我們提重物時或者舉重選手操練時又或者車禍被撞擊時，請馬上動念完成一個簡單動作：從肚臍、腳後跟想像引入一口氣做一次深深大力吸氣的動作，氣由腳後跟、肚臍沿脊椎而上頭頂後暫時忍氣，此時人體整個氣場會「罩」住整個脊椎及腦部，形成一保護之力場，可抵消外力的撞擊，減弱脊椎及腦部受傷的程度。

其理宛如當我們接觸火焰或手觸熱杯、熱鍋時立刻想像集結人體氣場（俗稱運「氣」或結「氣」）於該接觸點時，可減弱熱感，避免手傷之道理相同。

# Reasonable簡單過活

「禪」者，由「單」「示」二字合成，單一神識也，即簡單而統一的精神共識。修禪者除了本持愛心外，也要活得簡單。包括吃得簡單：盡量素食、行得簡單：多走路、住得簡單：少吹冷氣、睡得簡單：平板床最宜、說得簡單：說話簡明扼要，少言。想得簡單（勿讓過多欲念迷失心志）。

那麼，活得簡單為什麼可以養生呢？

任何物質之生成皆遵守量變而至質變的法則，而病變之生成又遵守「〇和一」法則，所以只要我們延遲某不當能量輸入之速率，讓身體細胞有充分的時間去處理、消化、排泄這些能量，而且透過再生製造一些新細胞，讓新陳代謝速率大於不當能量累積速率，即可減少細胞破壞及分裂再生的需求。除了可避免病變外，亦可相對延緩老化的速率。

只有在細胞經判別確認舊細胞已經不能再用時，才會產生分裂再生的需求，使細胞再度被命令「一分為二」，而使出生時即已設定的分裂計數器減少了一次，進而提早老化的來臨。更甚而使細胞變異，模糊了分裂計數器之計數功能，而造成細胞不知終止地分裂，並吞食其它細胞成癌。

當我們吃得簡單時，每天所要處理的能量相對地較少而簡單，細胞也只要花費較少的能量來處理它，每個細胞體都可減少被感染破壞的機率，也相對地不會繼續累積不當能量至病變生成點。筆者原來每天大魚大肉，每天只排便一次，經改為吃簡單的素食後，現在轉為餐後四小時排便一次，而且牙病也消失了。

此外，能量在前進的過程中免不了會受到阻力。而此阻力的大小又會隨著空間狀態對時間狀態的改變速率而異，即會隨著空間狀態（即環境）對時間的改變速率成正比。

在筆者的《不藥自癒》一書上已再三提及一種能減少能量傳送受到阻力的辦

法，那就是微量（指空間狀態的改變量）而且緩慢地（指時間狀態之改變率）去改變能量所處的環境，也就是說勿暴飲、勿暴食、勿暴怒…等，即千萬不可經年累月累積脈衝式的能量。即使衍生了，也要尋適當管道宣泄；亦即培養出祥和安穩的心態，隨緣生活、隨心所在、隨性而往、不對自己身體及周遭的人採取突變行為，必能減少身體的病變及來自他人的阻力，而能完美順暢地生活於天地間。

簡言之，在心理層面上，要順物性、持善心、活得簡單及祥和安穩，這種符合中庸之道的禪心乃是養生之道的不二法門。

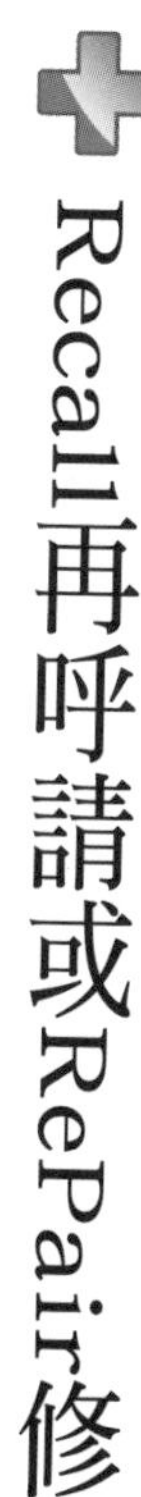

# Recall再呼請或RePair修補

治病的過程其實就是一個器官修補的歷程。由於人體可視為由各種光電元件所組成，所以了解光電元件會破壞之因當有助防治疾病。

光電元件破壞之因，計有電壓太大、電流太大、電功率太大、壽命期已盡，物理量之衝擊（如摔、敲、碰……）、零件長久處於不宜的操作環境（如太高低之之濕度、溫度）。

## 生氣、興奮有害腸胃及腦神經

對應於人體而言，電壓太大除了指被高壓電擊或觸及漏電產品的甚少機率外，大部分皆導因於突然的生氣、興奮等所誘導出的湧浪（突升）或電性脈衝。其中最要注意的為腸胃及腦部組織的圈形結構，因其類屬線圈特色，最容易為湧浪式電壓所破壞。

所以緊張憂鬱的人消化系統必不良，而且易生腦瘤，相對地，若以微小且漸近式的轉換環境及心境，則可降低消化系統及腦部病變的機率。

由於人體生物電流也會在飲酒、吸食迷幻藥等毒品後激增，都可能會引起太大電流燒斷血管，故亦當避免之。

而人體的手指、足趾尖端最容易累積電荷，該點之生物電荷亦最大，故一空就應仿禪臥功法將兩手指及足趾之尖端密會，將殘留在膚表之電荷放掉，或者將已搓熱之雙手摩擦皮膚表面及所有尖窪處，當可避免其組織受損。

## 充分休息、多運動保身健體

電功率指的是電壓與電流的乘積，故除上述電壓成電流引致之因外，還包括過度勞累、休息及睡眠不足。那麼人體所積存的廢物及多餘熱能，無法經系統迅速地排出，若累積至足夠熱能後，則會破壞人體組織。所以人需要良好的睡眠品質。

壽命期指的是，細胞分裂再生的次數，已達到人體出生時設定的該種細胞分裂上限，因此細胞不再分裂。若再有細胞死亡，組織內所含的總體細胞數就減少，組織就開始鬆垮老化。

零件長久處於不宜的操作環境，指的是工作或生活場所的溫溼度不良、灰塵雜粒太多。除了環保運動的推行外，可爭取安裝調控溫度及濕度的機器。但如果在冷氣房內待太久，記得要多運動、多曬太陽，以補充吸收冷氣房內所久缺的陰離子。

遵守上述約六點並注意避免身體組織受破壞之因，而且若能治病於初發期，當可避免多數的病變。

《黃帝內經》上記載的好：「善治者治皮毛，其次治肌膚，其次治筋，其次治六俯，其次治五臟，治五臟者，半死半生也！」當病猶在淺表時，病邪之氣尚未深入臟腑，就中醫言，病氣先匯集在後背俞穴內，再傳入前胸募穴上，再深入到郄穴內損及臟腑。此時正氣已不足以衛病邪之氣，再治已難矣。若能隨時於井穴上將潛在的病變信號由壓按的方法偵測出來而治病於初期，何煩病重？

藉由上述六點，我們在平常養生防病，並藉著本身的潛能便可治好慢性病，因為起碼我們的臟腑尚在堪用階段，這是一般的修補歷程。但是若急性病發，表示我們的臟腑已遭毀損不堪用，或者是相當頑強的病毒入侵，我們的免疫系統仍尚未尋求出解毒妙方，那麼此階段的修補（RePair）工作，我們就必須迅速地採用呼請（Recall）法，那就是Recall yourself（再與自己細胞對話）、Recall for doctor（再看醫生）及、Recall in GOD（叩應神明）。

首先在最短時間內將病人送達醫院，由醫師動手術或施以藥劑，暫解其苦。然後病人必須擁有堅定的信念去戰勝病魔，所以他必須對全體細胞發出動員令，隨時在腦中想著、嘴裡唸著：「消滅病毒、恢復往常的正常狀態。」如能在禪功下為之，效果更佳，若併以意守法，即閉眼後，以心眼觀想凝視該病痛點可縮短療時。

或再失敗則試著虔心祈願、禱告，求神恩賜，當然若你常行善事，必可屢見奇跡。

不管結局如何，至少你今生再無掛罣了，因為你已盡力了，正如清海大師所說：「人生不可能沒有遺憾，但求沒有掛罣！」

【後　記】

# 體驗之旅

郭慶堂

## （一）約旦之旅

某年九月二十五日，筆者隨台灣科技援助約旦皇家科學院訪問團訪問約旦，出國前至國科會向胡副主委辭行，在談及井穴偵測理論時，陪我前往的杜兄見副主委因常運籌帷幄陷入思考而拿煙在手，靈機一動，說：「胡教授，您的肺經少商穴鐵定有刺痛感！」果不其然，一分鐘後井穴偵測果其然，只見胡副主委點頭稱許。

長途跋涉至約旦安曼機場時，雖已夜晚七時，但駐約旦代表劉瑛及祕書張萬陸及約方代表皆來接機，使我等忘掉了旅途勞累，為表謝忱，我雙手奉上新書《現代養生管理》，請其指正。次日，劉代表告訴我：「書我愛不釋手，一天內已閱完全

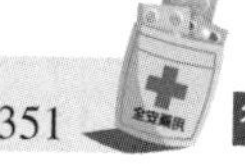



書，至深夜難以入眠時，我還拿書中所述之治失眠法施為：壓按湧泉穴，果然立刻舒服睡著了！」

劉代表滿腹經綸，教子有方，有二子女懸壺濟世；養生更是有道，年逾六十，丰采依舊，滿髮烏黑亮麗。本不敢在其面前高談闊論，但耳聞其詩讚，不禁膽從心生，欲傳授諸人井穴療法，遂先請其捏捏手指，在右手關沖穴呈現刺痛感，遂直言道：「您患有鼻炎或喉炎。」只見他面露詫異佩服之色，因他多年來為鼻過敏所苦。（日後請其為本書推薦，慨然應允）

於是「生意」上門了，同座者競相索取新書，並請我診斷。每人（二十餘人）的健康狀態我都在一分鐘內言之鑿鑿，並切中病症，包括肝病、敗腎、小腸炎、心臟病……等。

在訪問團完成任務後，約旦皇家科學院院長以阿拉伯餐宴請我們，餐廳位居山腰，原係古堡，景色怡人，風聲、小橋、流水兼而有之。席間，代表處的蕭鳳怡小姐恰坐於我旁，欲進一步探討井穴療法，遂玩起捏指頭遊戲。立刻引來坐於對面的約旦教授群之詫異眼神，先以阿拉伯語詢其所以，然後轉而與我討論。其中一位物理教授患有心臟病，其尾指少沖穴微現痛感，遂告以應當慢跑以健全心臟，並面授手捏少沖穴以急救心臟病發之法，該教授欣喜之餘，允諾將來與蕭小姐合作將本書系轉譯為阿拉伯文，以為阿拉伯語系人民之健康奉獻心力，我也為自己的一次成功的外交之旅深感榮幸。

歸國前一天，至泰國曼谷轉機，訪問團一行至一家當天新開幕的中國餐館用餐，方才坐定，只見交大教授張明峰先生慘叫一聲，原來他右手去提置在中國城剛買之水果時，為寄生於其上之小蠍所刺及拇指急忙擠出刺後，詢問老闆該物之毒性，告以：「大隻約含劇毒，小隻的毒性較輕。」張兄心中忐忑不安，告訴眾人他曾保意外險一千萬，萬一蒙遭不測，請眾為其意外做佐證。

見狀，我遂握其雙手，搓捏其肺經之少商穴及心包經之中沖穴，全無病感，十分鐘後亦然。心包經及肺經（井穴未現痛感，代表心肺功能正常，亦即毒性未入侵損及其功能。）我就向其拍拍胸脯保證：「沒問題，如有性命之憂，願加賠百

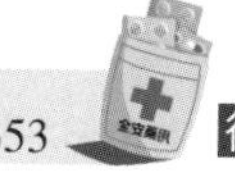

萬。」隔日一早，張教授安然無恙，我笑曰：「早告訴你，一千萬不是那麼好賺的！」

## （二）江南之旅

出書前，我決定到江南散心並發腦波祈願它也是段體驗之旅。

我搭機先至澳門，在座位旁見一台商咳嗽流鼻涕不正，遂藉聊天為其找到反射痛點關沖穴，囑其搓揉之，僅半小時，咳嗽、鼻涕皆止，下飛機搭車至澳門關口時，他欣喜之餘，代我購付三十元人民幣作為酬勞。

到達珠海次日，女友突感胃疼，經搓揉厲兌穴，雖止疼，但她仍希望照胃鏡檢查。遂陪其至拱北醫院檢查，在拿檢驗報告時，望見一對年輕夫婦吵著要照胃鏡或腸鏡，因男子腹痛如絞，但因其並未空腹數小時，醫師拒絕，遂拉其至一旁搓揉少澤穴三分鐘後肚子也不疼了，兩人道謝後高興的離開。

隨團至江南第三晚吃飯時，見同桌的婦人眉頭深鎖，問其原因，謂她腿部無力，隔天有一行程須走遠路並登山賞青銅大佛，不知如何是好？想起「行百里前必針灸足三里穴」這句話，遂要其當晚解開綳帶，按摩足三里穴，隔天只見其健步如飛，稱謝不已。

在往蘇州時，劉導遊要我們表演才藝，我就教大家玩捏手指、足趾檢查身體遊戲，正好有人暈車欲吐，就幫其壓按人中立止。

在上海搭機前，突聞一婦人腹痛，導遊帶其去看完醫生吃藥。在候機時旁座之人也說拉了二次肚子遂幫其搓揉少澤穴，狀況好轉後，突然一人跑來說：「另一人更嚴重啦！」原來就是先前看醫吃藥之人，只見其臉色蒼白、四肢無力斜躺座位上。遂要求其女為其解開上衣，以手作圓圈狀搓揉中脘穴，我則為其搓揉少澤穴五分後狀況好轉能走路了，就上了飛機，但她馬上嘔吐，臉已見血色，恰又坐於我座位旁，遂在起飛時壓按其人中，以防止其暈機甚或血壓異常，沿途並一直為其搓揉少澤穴，而她後來去排了一次便，回座後，臉色江潤，已能開口說話：多謝！

謝謝天，給我一次成功的體驗之旅！

筆者以井穴來為親友讀者診斷疾病，至今已逾數百人，無不切中疾病且能迅速

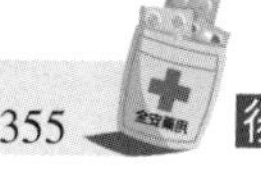

復原，今特佐以沙漠行體驗，以增讀者信心，每日做一次捏指頭遊戲就完成一次免費之身體診療，杜病於初始，防病於指旁，將可向疾病說不！

在台灣最近已有人採用雷射光源照射耳穴減肥之成功案例發表，美國也有人用數十毫瓦的雷射照射身體上肌膚引起內分泌之變化來治病之研究報導。我大膽預測，未來將有數種能量會被用來發掘人體潛能，一種是$\alpha$波能（每秒十週），生命科學家稱其為生命的起源波動）的運用，使人進入神祕的潛能體系，誘使人發揮潛能並修護病變，而且與禪坐（臥）及氣功的聯結也終將是一熱門領域，另一種是雷射光能即無痛針灸絆的大量應用，我們可期待，它終將代替針灸為人治病。末了，也敬禱大家身體健康，願天下無病痛！

# 《紙上問診》

你的手足有二十四處疾病偵測點，它們是類似開關的穴道，能夠測知身體的不適。只要你按按這些穴道，回答以下問題，並將問卷寄回本公司，我們就請醫師為你做綜合講解，並回函提供參考，便你能更進一步掌握自己的健康。來函請附回郵信封，並註明地址及姓名。寄：台北市114內湖區舊宗路二段121巷28號4樓紅螞蟻圖書公司收。

姓名：　　　　　　　　電話：

性別：　　　　　　　　年齡：

住址：

1.早上七時至九時是否進食早餐：□是 □否

2.是否有吸煙習慣：□是 □否

3.是否有喝酒習慣：□是 □否

4.是否經常吃肉：□是 □否

5.最近是否常吃藥：□是 □否

6.是否患有神經痛：□是 □否

7.睡那一種牀：□平直牀林 □軟凹牀

8.入睡時間：□晚上十時前　□晚上十時至十二時間

□晚上十二時後

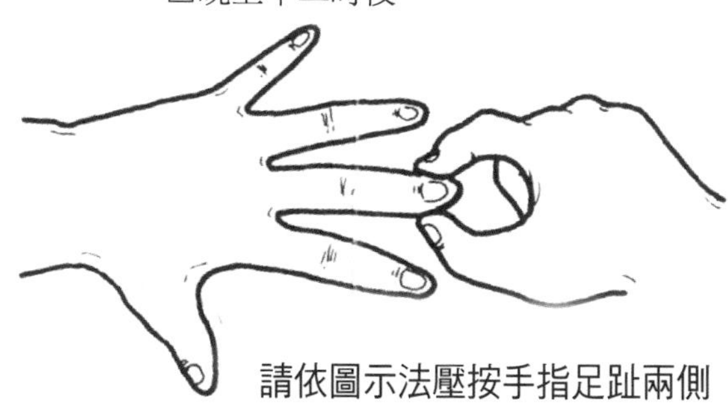

請依圖示法壓按手指足趾兩側

9.請壓按箭頭所指穴位：

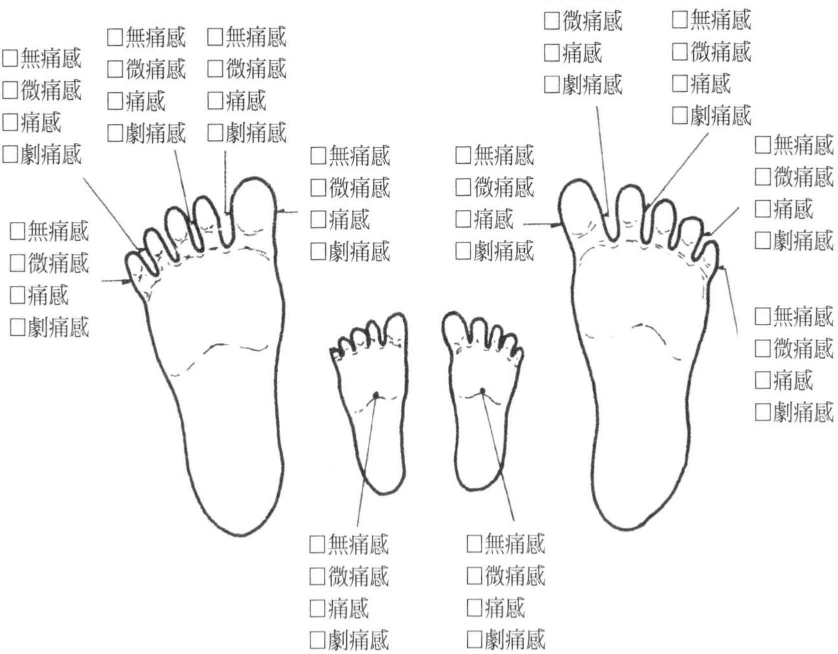

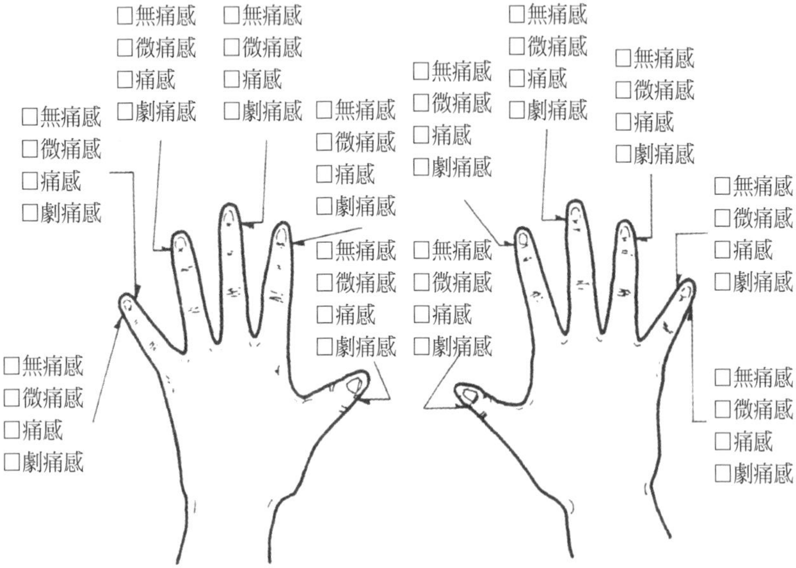

□無痛感
□微痛感
□痛感
□劇痛感

□無痛感
□微痛感
□痛感
□劇痛感

□無痛感
□微痛感
□痛感
□劇痛感

□無痛感
□微痛感
□痛感
□劇痛感

□無痛感
□微痛感
□痛感
□劇痛感

□無痛感
□微痛感
□痛感
□劇痛感

□無痛感
□微痛感
□痛感
□劇痛感

□無痛感
□微痛感
□痛感
□劇痛感

□無痛感
□微痛感
□痛感
□劇痛感

□無痛感
□微痛感
□痛感
□劇痛感

□無痛感
□微痛感
□痛感
□劇痛感

□無痛感
□微痛感
□痛感
□劇痛感

□無痛感
□微痛感
□痛感
□劇痛感

□無痛感
□微痛感
□痛感
□劇痛感

□無痛感
□微痛感
□痛感
□劇痛感

□無痛感
□微痛感
□痛感
□劇痛感

□無痛感
□微痛感
□痛感
□劇痛感

□無痛感
□微痛感
□痛感
□劇痛感

□無痛感
□微痛感
□痛感
□劇痛感

□無痛感
□微痛感
□痛感
□劇痛感

□無痛感
□微痛感
□痛感
□劇痛感

□無痛感
□微痛感
□痛感
□劇痛感

□無痛感
□微痛感
□痛感
□劇痛感

□無痛感
□微痛感
□痛感
□劇痛感

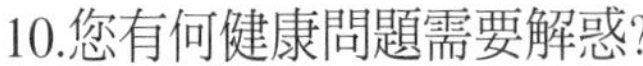

10.您有何健康問題需要解惑?

國家圖書館出版品預行編目資料

身體的復原工程 / 郭慶堂著 . -- 第一版 .
-- 臺北市 : 樂果文化出版 : 紅螞蟻圖書發行 ,
2013.05 面 ; 公分 . -- ( 樂繽紛 ; 13)
ISBN 978-986-5983-41-3( 平裝 )
1. 健康法
411.1 102007847

樂繽紛 13

身體的復原工程

作 者 / 郭慶堂
總 編 輯 / 何南輝
行 銷 企 劃 / 張雅婷
封 面 設 計 / 鄭年亨
內 頁 設 計 / Christ's Office

出 版 / 樂果文化事業有限公司
讀者服務專線 / (02) 2795-3656
劃 撥 帳 號 / 50118837 號 樂果文化事業有限公司
印 刷 廠 / 卡樂彩色製版印刷有限公司
總 經 銷 / 紅螞蟻圖書有限公司
地 址 / 台北市內湖區舊宗路二段121巷19號（紅螞蟻資訊大樓）
電話：(02) 2795-3656
傳真：(02) 2795-4100

2013年05月第一版 定價／320 元 ISBN 978-986-5983-41-3